電磁場からどう身を守るか

エレン・シュガーマン 著

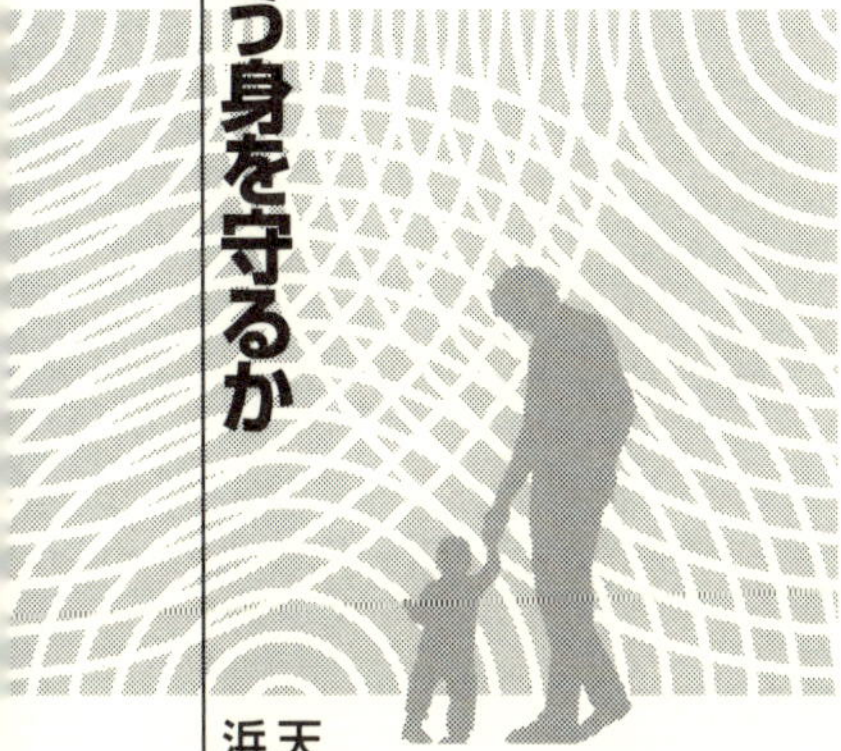

天笠啓祐／住谷由貴子／
浜谷喜美子／粥川準二 訳

緑風出版

WARNING
THE ELECTRICITY AROUND YOU MAY BE HAZARDOUS TO YOUR HEALTH
by Ellen Sugarman

はじめに

この本は〝電磁場〟とよばれる環境災害について述べることで読者に事実を伝え、何をすべきかを考えるきっかけにしてもらうことを目的としている。電磁場曝露からあなたとあなたの家族の身を守るためには、電磁場に関する最新の事実を正しく理解するしかないのだ。

その問題の電磁場は、電気が通っているところにはどこでも存在する。たとえば、送電線や家庭電化製品、事務機器、壁配線、照明器具などのまわりにである。電磁場が身のまわりに存在し始めたのは、トマス・エジソンが米国に初めて送電施設を設立した年、一八八二年以来である。この小さな施設が、ニューヨーク市中心街の数区画で電球に灯をともしたのだ。また、それは今日私たちが目にする送電施設とは、ほど遠いものであった。現在では、三五万マイル（約五六万キロメートル）の送電線が、アメリカ合衆国を縦横に走っている。

いたる所に存在しながら目には見えない電磁場は、長い間、何の注意も払われてこなかった。電磁場が有害かも知れないなどと、だれも信じていなかったからである。しかし七〇年代の初め、電磁場に関する調査が始められたことにより、がんなどの難病と電磁場の間には憂慮すべき関連性のあることが明らかになってきた。ところが、それらの研究成果や、電磁場を研究している科学者の警告があったにもかかわらず、一般の人々に広く伝えられることはなかった。米国政府や軍隊、電力会社、また、無制限な技術開発によって多大な既得権益をあげていた数多くの企業が、一致団結して電磁場による健康への危険性に関する事実を、必死になって隠蔽してきたのである。この本では、その証拠を示すことになる。あまりに多くの専門家や役人たちが、人々に警告し、交流（波の強さと方向が常に変化する電流）電力設備による日常的な電磁場曝露から人々を守るために行動を起こすどころか、何も心配することはないと信じこませるよう、首尾一貫して人々をミスリードしてきた。

しかし、電磁場問題を憂慮する科学者や担当機関の職員もわずかながら存在し、おもに彼らの大胆な行動のおかげで、電磁場に関する情報が少しずつではあるが、ついに世間に知られるようになってきた。今日、身のまわりにある電力が健康を害しているかもしれない、ということを知る人は米国でますます増えつつあり、そして、何らかの対策がとられることを望んでいる。いまや電磁場問題は、九〇年代における公衆衛生論争の表舞台となりつつある。真実を隠蔽しようと、ありとあらゆる手をつくしている人々がいる一方で、意識の高い人々は、さらなる情報と何らかの法的規則を求めており、両者の激しい論争がつづいている。

電磁場が有害であることについては、あなた方が信じこまされているよりははるかに多くの人々がそれを認識している。この本の初めの四章では、電磁場についてこと細かく述べられており、わかりやすく、かつ役に立つ電磁場紹介となっている。

つまり、電磁場とは何か、どこに存在するのか、どのように発生するのか、研究によって何が分かってきているか、また、何が危険なのか、である。

また、自分のライフスタイルを大きく変えたり大金を使ったりせずに、電磁場から身を守る方法もまたほんの少しだが知られている。五、六、七章では、近所や家庭内、学校、職場での日常的な電磁場曝露を、どのようにしたら減らすことができるかについて言及する。そこでは、専門家のアドバイスに加えて、電磁場問題の例を挙げその対処法を述べる。身のまわりの電磁場の測り方や電磁場の発生源の見つけ方、どの家電製品が危険性の高い電磁場を発生するか、電磁場曝露を最低限にするためには、自宅や職場をどのように再設計するか、強い電磁場をもつ特定の発生源からの距離のとり方が分かるだろう。

第八章では、あまりお金のかからない形の社会行動をやりつくしてしまった後、他にどんな法的対処のしかたが残っているかについて述べる。エピローグでは、社会の一員としての私たちが、この環境災害から市民を守るために何をしていくべきか、という質問に答える。この論議で肝要なのは、エネルギーの節約をしっかりやっていくということだ。身のまわりの高い電磁場を減らしていくためにも、それぞれの消費者にあわせてエネルギー消費を押さえていくことができるし、またそうすべきだろう。

疫学調査に基づく小児がんの統計によると、予測されている死亡者数に加えて、さらに少なくとも毎年八〇〇〇人から一万三〇〇〇人の子どもたちが、電場および磁場曝露のために、がんで亡くなっているようである。この統計を見たことで、私はこの本を書かねばならないと決心したのだ。あなたも私もみんなで力を合わせて努力することで、この国で電磁場が原因の小児がんによる死者が増加するのをくい止められるよう心から願っている。

電磁場からどう身を守るか●目次

電磁場からどう身を守るか●目次

第一章　身近な電磁場汚染

高圧送電線周囲で電磁場の規制値が設定された際には、街の中、家庭、職場など、あらゆる所で、それを上回る値が測定されるだろう。（ニューヨーク州立大学アルバニー校公衆衛生学部長・デイビッド・カーペンター博士）

カリフォルニア州フレスノのスレイター小学校の教員らが、同僚の職員ががんになる確率が高いことを心配し始めたのは、一九九〇年のことだった。一年生の担任パトリシア・ベリーマンは、次のように回想している。「そもそも私たちが変だなと思ったのは、がんに冒される教職員の部屋が、校舎の同じ側に集中していることに気づいたときです。そこで、電磁場とがんに関する米環境保護庁（ＥＰＡ）の報告を見ました。そして敷地内の高圧送電線に近い方が問題の側であることに気づいたのです。白血病患者と脳腫瘍患者がいるのも、ＥＰＡ報告どおりでした。白血病を患う子どもたちもいました。こういう次第で、私たちは可能なかぎりの調査を始めたのです」。この調査にベリーマン自身がとくに熱心だったのは、「私自身、一六年間、あの送電線のそばで教えていたからです」。

教員らは、この学校におけるがん患者についての情報収集を始めた。「追跡調査は、全卒業生までには及びませんでしたが、教員に関しては、すべてさかのぼって調べあげることができました。私たちは過去の学校年報すべてを調べあげ、一九七二年の開校以来この学校で教えたことのある全教員のリストを作成しました。そして、過去に在任していた教員に電話をかけてもらって、他の患者を教えてもらいました。それから私たちは、各教員が学校のどこで働いていたかを示す地図を作成し、生徒の親に見せました。親たちは口をあんぐり開けたままでしたよ」。

ベリーマンたちは、校舎の南西側にある二つの区画（AおよびB）で働いていた教師、用務員、食堂のスタッフ五七名のなかにがん患者が九名いることを発見した。校舎の問題の側は二本の高圧送電線――一本は二三万ボルト、もう一本は一一万五〇〇〇ボルト――から、わずか一一〇フィート（約三三メートル）のところにある。この場所で一五年間教鞭を取っていたある教員は、一九九〇年に脳腫瘍で、またある教員はメラノーマ（悪性黒色腫）で亡くなった。さらに子どもたちにも四名のがん患者が見つかったが、州政府が一九八六年以前にはその地域の疾病を記録していなかったため、子どもの患者を追跡調査するのは困難を伴った。高圧送電線から、ずっと離れたもう一方の側の二区画で勤務していた教員には、がん患者はひとりもいなかった。

カリフォルニア州衛生局によれば、一九八二年から一九九一年の間にがんの診断をうけた教職員の「症状」は、次のようなものだった。侵食性腫瘍によるがん患者が九名（うち乳がん二名、子宮がん二名、卵巣がん二名、脳腫瘍一名、メラノーマ二名）、皮膚がん一名、良性の脳腫瘍一名、子宮頸部の異形成症一名、初期の子宮がん二名、良性の乳がんまたは脳腫瘍三名、皮膚の角化症一名、類肉腫症一名、そして基底細胞がん多数。州は、校舎のこの二区画に通っていた生徒のなかにがん患者三名とがんの疑いのある者四名、さらに良性の腫瘍が二名と、子宮頸部の異形成症一名を発見している。

がんの発症だけでなく、電磁場が子どもの学習や素行に悪影響を与えているのではないかと心配する教員もいた。「もう何年も、例の教室で学ぶ子どもたちの様子が気になっていたんです。こちらへ注意を集中させることができないし、落ち着きがなく、足をじっとしていることさえできませんでした。私たちは、まだ例の教室にいる間、日誌をつけており、トレーラー（移動式教室）へ移ることになると知っていました。その当時、一年生の子どもたちはじっと席に座ることもできないのかしら、と真剣に思ったものです。トレーラーに移って高圧送電線から離れたら、そういった問題はすべて解決したんです」。

電磁場問題のニュースが世間に知れ渡り始めた一九九一年の春、多くの教員が送電線のそばの例の教室で教えるのを拒否した。教員一四名は、他校への異動を希望した。教員のストがあるとのうわささえ流れた。しかし、この時点でも教員のいうことに耳を傾けている人はまだいなかったようだ——生徒の親がかかわってくるまでは。パトリシア・ベリーマンは、次のように語っている。「ある日、ある生徒の親が私のところへやってきて、こう言ったんです。『何か私たちに協力できることはありませんか』ってね。私はその日のことをよく覚えています。生徒の親たちは、ピケを張り、ありとあらゆるマスコミに参加を呼びかけてくれました。その後ですよ、私たちが直接行動を起こしたのは」。

一九九一年五月、生徒と親たち一〇〇名以上がスレイター小学校でピケをはった。手に持ったプラカードには、〝子どもたちを救え〟〝予防的対策こそが有効だ〟と書かれていた。ピケは、リン・ステッソンをはじめとする親たちに組織される形で、全校あげてのボイコットへと発展した。ステッソンは、現在ＰＴＡ会長であり、かつスレイター小学校でいま進められている電磁場問題対策委員会の共同委員長の一員でもある。親たちは、問題の教室と校庭の送電線に近い部分を立ち入り禁止にするよう要請した。

フレスノ統一学区は、ただちにこの要請に応じ、一〇の教室を閉鎖した。また、一台につき、ひと月六九五ドルかかるトレーラーを設置して、生徒をそこに移し、校庭内の送電線に最も近い部分を立ち入り禁止にした。

フレスノ統一学区財務官キャシー・フォーゲルは、教育長にあてた五月十七日付けの覚書で改善を勧めている。曰く、「送電線からの電磁場の危険性については根拠が決定的ではないが、スレイター校の教職員、生徒、親が心配し、教育に悪影響が出ているため早急に対処せねばならない」。

フレスノ統一学区のフレスノ地区行政官、ドナルド・ボーリガードは、次のようにいう。「皆さんには、それは一時的なことだと申し上げました。私たちは、何か策をとらねばならなかったのです。問題の教室で教えるのを拒否する教師もいました。これは、教師と生徒の健康にかかわる問題だったのです。お気づきと思いますが、皆とてもこわがっていて、その恐怖感が教育活動全体に多大な支障をきたしかねません。いま、私が困っているのは、まだ郡の中には送電線のすぐそばに建築中の学校があるということです」。

ボーリガードは、教師のサンドラ・クラフトとリン・ステッソン、ベリーマンと共に電磁場問題対策小委員会のメンバーである。この委員会は、定期的に会合を開き、送電線による危険があるのかどうか、そしてもしあるならば、いかに対処すべきなのかといった全体的な問題に取り組んでいる。ステッソンは、委員会を〝私たちの小さなグループ〟と呼び、公開討論会では〝負け犬〟だといつも思っていた、とつけ加えている。

ベリーマンもこれに同意している。「それはひどいものでした。なにしろ、私たち三人とボーリガードさんしかいないのですから。テーブルの反対側には全員、PG&E（パシフィック・ガス・アンド・エレクトリック社）の技術者たちが座っていて、送電線には何の心配もない、と言いつづけるのです。その上、州の衛生局は、私たちの学校を調査する財源がないと言いつづけるのです。州は、郡の保健課から疫学研究者たちを連れてきました。その先陣を切ったのがストールワース博士で、彼は立ち上がり私たちに向かって、あなたたちの言っていることはまったくの間違いで意味がない、と言うだけでした。その会合の後、博士に会うことはありませんでした。疫学研究者たちは、博士の報告書が、コンピュータで検索しても見つからないと言っています。現在、私たちの側には、ベティ・カルモナという女性がいます。彼女は、私たちに比べてこの問題についてあまり知識がないと言っていますが、私たちの心配に同感のようです」

レイモンド・P・ノイトラ博士は、カリフォルニア州衛生局の疫学調査部長で、このケース及び州全域での電磁場による健康被害に対する公衆衛生計画の科学的モデルについて討議する際に、あいまいな言い方をしている。ノイトラ博士は、小児がんと電磁場曝露というカリフォルニア州の大きな二つの研究に直接かかわっており、これに関する最新情報をすべて入手しているにもかかわらず、電磁場とがんの間にはいかなる関連性もいまだ証明されていない、と主張している。彼はまた、スレイター小学校でのがん発症率が本当に高かったのか異論を唱え、スレイター校の問題の二区画に勤務していた五七名の教師からのみがん患者が出ているけれども、教員全体でみればがん患者九名というのは、「通常予想される四名よりわずかに多いだけだ」と述べている。また、彼のがん調査団は、教員がみずから申告した教室で本当に教えていたかどうか確かめていたとし、また、小児がんの症例に関して追跡調査する予算は衛生局にはない、と述べた。

エバ・グレシアル博士は州の衛生局の疫学者で、スレイター校でのがん症例の調査を担当している。彼女は調査目的が「がんの患者数が問題になるほどのものなのかどうかを見定めること」という。彼女の説明によれば、問題は教員には「誰がどの教室で教えていたのかを知るすべはなく、私たちが調べ上げねばならない」ということだった。グレシアル博士は、どのような調査方法をとったのかと問われて、フレスノ学区は各教室の担当教員について何の記録も取っていなかったことを認めた。そこで衛生局は〝聞き込み調査によるデータ収集〟という方法をとることにしたらしい。これはまさにスレイター校の父母と教員らが用いた方法、つまり関係者にどの教員がどの教室で教えていたかを聞いていくやり方である。

グレシアル博士に、この問題をめぐる論争についての見解を聞くと、次のように語った。

「送電線は、教室のすぐそばを通っています。送電線は人体に害を与える可能性が指摘されていますね。教室に立って、そこから見える送電線を見てごらんなさい。身の毛がよだちますよ」

心配した親と教員は、トレーラーへの移動を一時的な緊急避難措置と見ており、トレーラーに代わるちゃんとした移動式教室をつくること、一部の学年を他校へ移すこと、そして校庭内設備に代わるものをつくることを求めて、引きつづき行政区に働きかけてきた。また、子どもたちのがんに対する恐怖に対処するため、学校にカウンセラーを置くように求めている。

リン・ステットソンによれば、送電線が危険かどうか、もし危険ならばどう対処すべきかという問題をめぐって、スレイターの人々の間に、大変大きな議論がつづいているという。ステットソンは、問題の一部は土地の資産価値に関するものかもしれない、と考えている。「初めから、学区と住民は教師らの味方をしていたわけではありませんでした。親たちが学校をボイコットして、初めてみんなが話に耳を傾け始めたのです。たとえ、PG&Eが問題を軽く扱おうとしても、電磁場を測る計器を貸したり、私たちと面談したりして、まじめに応じてくれているのです。私たちは本当に問題の核心に触れているのだと思います。」と彼女は説明する。

送電線反対運動への反発は根強く、この問題をめぐって地域社会に派閥ができてしまった。古参の活動家のひとりは、電磁場委員会に直接かかわっていたとき、電話の盗聴や自宅への侵入が確実にあったという。一九九二年の初期に、PG&Eは、女性有権者同盟へ出向き、電磁場問題についてのパネル（調査団）のホストをつとめると申し出た。「私たちはパネルに参加することになるのですが、PG&Eが誰を招待するのか知ることはできませんでした。PG&Eは『電磁場について心配しなくてよい。対処の必要は何もない』と主張する専門家をいつも出してきます。それで私たちのやる気を奪おうとしているかのようでした」とステットソンはいう。

そのころ親たちの働きかけが実って、学区は外部の影響を受けない独立した検査員を雇うことになった（それまではPG&Eと〝磁場測定〟というグループが電磁場を測定していた）。学区は、バークレーにある〝極低周波磁場測量〟社のカール・ライリーを雇った。この会社は、磁場の発生源を突き止め、その緩和策の提供を専門にしている。

ライリーは、着任の際の歓迎会に、少々驚かされたことを覚えている。ボーリガードと副教育長二人、校長、ステットソン、ベリーマン、親二人、〝磁場測定〟社のパム・ロング、PG&Eのスポークスマン、学校の電気技師二人といった顔ぶれだったからだ。
「全員でぞろぞろと、高い電磁場が測定された教室へ向かいました。到着すると、みんな扇状に広がり私はその中心に立ちました。本当に少し変でしたよ。でもすぐに慣れて仕事をつづけました」
ライリーは、ある教室の中心で二四ミリガウス、別の教室の床で一〇八ミリガウスという高い交流磁場を測定した。そこは以前、高磁場が測定されたために生徒を移動させた教室だった。どの教室でも、高磁場の発生源を突き止めることができた。壁配線が誤ってなされていたことが原因だった。ライリーは、学校の電気技師に手伝ってもらって、正しく配線し直すことで磁場を一ミリガウス（ガウスというのは磁場を測定する単位で、一〇〇〇ミリガウスは一ガウスに相当する）以下にまで落とすことができた。ライリーは、次のように説明している。

「私は、コンジット（線渠）の中に、対となる中性線を持たない熱線、ないしは対となる熱線を持たない帯電した中性線を通させるような、スイッチボックスの特殊な配線に、高電磁場の原因があると確信しました。電気学的な用語を用いれば、接地された導線とされていない導線が、相異なる導線対として分けへだてられていたのです。対となる（交流）電線が分けへだてられていたことで、互いの磁場はもはや相殺されず、自由に広がっていったのです。それゆえに高電磁場が測定されます。

この問題は電気整備工らには目新しいものでしたが、私と共に働いていた整備工は、我々のやろうとしていること（熱線と中性線を一緒にする）を程なく理解し、彼は、電流の総和をゼロにし磁場の安定をもたらすような電線の対をつくることで、スイッチボックスの中を単電荷にすることを覚えました」

ライリーは、他校や住宅、オフィスでも同じように配線の仕方を変えるよう指示し、こう指摘した。「ほんの数分、配線の作業をするだけで、おそらく何年もの間広い地域に充満していた高磁場を低く目立たないレベルにすることができます。その効果は本当に劇的で、いつも関係者を満足させます」。

アマドール一家は、築五年になる、四方八方に大きく広がった北カリフォルニア風ランチハウス（牧場型平屋）へ引っ越してきたばかりである。荷物の開封がまだ終わらず、ガレージの半分は箱でうまっているが、生活にいますぐ必要な品々はすべてきちんと置くべきところに置いてある。アマドール夫妻には三人の男の子がいる。五歳の双子と八歳のアーサーである。

夫妻の寝室から離れたところにある小綺麗で小さな寝室は、花もようの壁紙がはりめぐらされ、レースに縁取られたピンクのタオルが一組と小さな穴がたくさんあいた、ふたがついた陶製のランプスタンドが置いてある。棚の上には、いろいろな来客用石けんがまだピンクのセロハンに包装されたまま入っているバスケットがあり、マガジンラックは女性誌であふれている。このすばらしく居心地のよい部屋の中で、ペーパーバックの本がページを開いたまま流しのすみに伏せて置いてある——本のタイトルは『不治のがん——ジェイソン・ウイリアムズの話』（スミゼ、ビントン共著、一九八〇年）。このにぎやかで明るい雰囲気の中、突然冷たい風が吹き込むかのように、この本は寒気がするようなおそろしい事実を目の前につきつけた。アーサー・アマドールは、がんなのである。アーサーが発症したのは一九八九年暮れ、アマドール一家がサン・ラモンの豪華な新宅に越してきた二、三カ月後のことだ。ローラは思い出す。「六週間を過ぎた頃、アーサーの首に八つの腫瘍が発現し、ついに耳を越えるところまで広がりました。腫瘍が大きくなっていくのが分かるのです。私はアーサーを連れて、医者を転々としました。初めは、どの医者からも問題はない、腺がはれているだけだ、と言われましたが、私は『がんだと思うのですが』と訴えつづけました。最後に、オークランドのカイザーで診てもらうことができ、息子は非ホジキン系性リンパ腫との診断を受けたのです」。

リンパ腫だったのだ。「腫瘍はすでに大きくなっており、息子は第四期の末期がんでした。がんはあらゆるところへ転移していたのです……。子どもがこの病気になるのはほんの少数にすぎないという言葉を耳にすると、私は、このおそろしい病気にアーサーがどれほど苦しんでいるかを考えずにはいられません」。アーサーは、一八カ月の治療コースに耐えた。これには化学療法も含まれ、七〇万ドルかかった。

医学の発達のおかげで、アーサーのがんは、二年以上再発しないでいる。今日では、ブロンドの髪をもつアーサーには病の影も見られない。でも母親は心配そうな目をしていう。「アーサーの病気は、いまのところ悪化していません。アーサーが勝ったのです」。

ローラ・アマドールは小柄で元気のいいブロンドの女性で、そのエネルギッシュな容姿は彼女の数年来の苦闘をおおい隠している。ローラはスーパーのレジでパートをしている。夫のアートは、注文を受けて台所をつくるのが仕事だ。サン・ラモンの自宅と学校のそばの送電線から発生する電磁場のせいで、アーサーはがんになったのだとローラは考えている。

「自分の子どもががんだと分かって、そのショックを克服したら、誰だって今度は原因を突き止めたいと思いますよね。私もいろいろと読み始めて、とうとうポール・ブローダー氏の『ファミリー・サークル』という論文を見つけました。これは、送電線からの電磁場が原因で子どもががんになる、と伝えるものでした。そこで私は初めて電磁場のことを知りました。このとき、私は自宅が、サイクリング道路に沿って走る高圧送電線の間近にあることに思いあたったのです。アーサーを学校まで送って行くとき、いつもその真下を歩いていましたし、アーサーはよくその下で自転車に乗っていました」

二三万ボルト送電線と低電圧一次配電線が、八〇フィート（約二四メートル）の鉄塔に固定され、サイクリング道路の頭上を何マイルも続いている。さらにこれらの送電線は、以前アーサーが通っていたモンテビデオ小学校、他の小学校二校、保育所二つ、そしてリトルリーグの球場のそばを通っている。

数多くの信頼できる研究には、送電線から発生する二・五ミリガウス以上の磁場に曝露すると、小児がんになる危険性が二倍になる、と報告されていた。実際、現在米国での小児がんの一五～二〇％は電磁場曝露によるものだと考える専門家もいる。

〝サイクリング道路送電線〟からの磁場は、送電線の真下の道で一〇五ミリガウス、五〇フィート（約一五メートル）離れたところにある住宅のそばで一・五～六ミリガウス、モンテビデオ校前の横断歩道で八〇～一〇二ミリガウス、リトルリーグ球場の観覧席で二〇～六〇ミリガウスと計測された。

送電線から一五フィート（約四・五メートル）のところに住んでいて、その後引っ越したジョン・ハンズは、一九九〇年に自宅で磁場を計測したところ四〇ミリガウスだった。当時、電力会社はこの値なら何の心配もないと断言し、市もそれにならったが、ハンズ一家は不安を感じた。また、ハンズ家はリトルリーグの球場を送電線下につくるという計画に対しても懸念し、サン・ラモン市当局に手紙を書き自分たちの心配を伝えた。

一九九一年五月二十三日、ハンズはサン・ラモン市公園局長ジェフ・エオリオから書簡を受け取った。それはおおよそ次のような内容だった。「電磁場対策委員会と公園・地域社会サービス委員会は、野球場建設予定地をパシフィック・ガス・アンド・エレクトリック社（PG&E）の配電線からずっと離れたところへ移転してほしい、というあなたのご要望を検討してみました。……その結果、電磁場が人体に悪影響を及ぼす可能性に関して、責任ある決定を下せるほどのデータは得られませんでした」。

サン・ラモン市は、子ども用野球場を高圧配電線からわずか五〇フィート（約一五メートル）の位置に建設した。ここで測定された磁場は二〇～六〇ミリガウス、つまり最新の研究によると小児がんを増加させるという値の三〇倍だった。

ローラ・アマドールは、近所の人が例の送電線の真下にセメント舗装の通学用歩道をつくらせようとしているのを知って、彼女と同様に電磁場の危険性を心配しているサン・ラモン市の人々と協力し合う決心をした。「私は市議会へ出向き、電磁場の危険性を訴えねばと思いました。私は問題の深刻さを知っていたのですが、その複雑で解決困難な問題に対して何をすべきか、まったく分かりませんでした」。

ローラはサン・ラモン市へ出向き、電磁場問題について説明した。市長は、これに答えてアマドール一家とPG&Eからの代表、市職員二名で、この問題について話し合う場を設けた。PG&Eは何も問題はないと言った、とローラは語っている。

「PG&E代表は、何も心配するような問題はない、政府が送電線の移動を要求するような規制値を設定しない限り、何もするつもりはないと言いました。そして、市の都市計画担当者は、市議会は注意深く慎重な姿勢で対応していくつもりだと言いました。しかしこの担当者は、後から個人的に、市議会も都市計画局も何の対処をするつもりもないし、今後も同様にする、市民を不安に陥れるようなことはもうやめるべきだ、と言いました」

しかしローラ・アマドールは黙るどころか、「電磁場を懸念する市民の会」を結成した。グループのメンバーは、電磁場とがんの因果関係を調査し、地域住民へ情報を送った。また、集会を開いたり、専門家に電磁場について話してもらったりした。招待された専門家の一人、レイモンド・P・ノイトラ博士は、カリフォルニア州衛生局疫学調査部長を勤めている。博士は電磁場を懸念するこの地域の住民三〇名のグループを前に講演した。「ノイトラ博士は、自分たち調査団が電磁場の害に関する予想もしなかった事実を発見しつつあるということを、一生懸命訴えてくれたと思います。でもどれだけ理解されたものか……」とローラはいう。

ノイトラ博士がサン・ラモンでの講演で語らなかったことがある。それは当時衛生局は、カリフォルニア州モンテキトの関心ある親たちのグループを支援して、子どもの学校のすぐそばに送電線が走っていることについて、似たような心配をしている、ということだ。

モンテキトは南カリフォルニアの豊かな町で、サンタ・バーバラの近くにある。モンテキト・ユニオン校に通う生徒には、白血病とリンパ腫の発症率が高く、親たちはこれが学校のそばにある変電所と六万六〇〇〇ボルトの送電線から発生する電磁場によるものであると確信していた。保健局の調査では校庭で一二ミリガウスもの高磁場を測定していたが、当初はその健康への害を軽く見積もっていた。しかし、親たちはエネルテクという民間の技術会社に依頼し、新たに磁場を測定してもらったところ、変圧器のそばで六〇〇～一〇〇〇ミリガウス、送電線のそばのある教室では一八ミリガウスという値が出た（測定値にこのような大きな差が出てしまう理由の一つには、消費電力量の変化に応じて磁場の強さも変化するということと関係がある。消費電力量が最大となるとき、磁場の強さも最大になる。州保健局は日曜の午後に、エネルテクは家庭での電力消費量が多いと予想される平日に測定した）。

一九九〇年春、カリフォルニア州の疫学者は、教育委員会の対策委員会の勧告を受け入れ妥協案に合意した。この勧告は、送電線に一番近い教室を閉鎖し、校庭の高磁場が測定されている部分にはロープを張って入れないようにするよう求めている（多くの親たちがこの不気味な送電線の移動を求めたが、電力会社側はこの意見を進んで受け入れようとはしなかった）。毒物学担当の疫学者リチャード・クロイツアによれば、保健局は電磁場問題解決に成功した例としてモンテキトをあげている、という。

「私たちは、大成功を収めたと思います。まだよく分かっていない危険に対して、どのような対処が可能でしょうか。大体どこでも二・五ミリガウス以上の値が測定されました。校庭の問題箇所は塀で囲って入れないようにし、危険であると明示しなければなりませんでした。いくつかの教室は使用を限定しなければなりませんでした。あまりお金がかからず簡単ないくつかの方法が試みられました。モンテキトは、短期間にうまいやり方でこの問題を解決した事例だと思います」

しかし、サン・ラモンでは同じようにはいかなかった。電磁場を懸念する市民の会は、ロビー活動を続け、集会を開き、新聞でもよく取り上げられた。しかし、地域住民の支援は得られなかった（問題に懸念する親たちが増えていったモンテキトと同様に、サン・ラモンでも土地を持つ人々は、不動産価値が下がるのをおそれて調査を阻止しようとした）。ローラは、ますます力を入れて記者に話したり、テレビに出て訴えることで、〝サイクリング道路送電線〟の危険性を住民に警告しつづけた。ことを荒立てるようなことはやめろと脅す、いやがらせの電話が、彼女の家にかかり始めた。ローラは、アーサーの学校でPTA会議の開催を求めた。しかし、会議の前日、市議会側の弁護士がPTAの主要メンバーの多くに電話し、電磁場には何も心配はなく、ローラ・アマドールは「息子が病気になってから、物事をまともに考えなくなってしまったのだ」と告げた。PTAは会議をキャンセルしてしまった。

「私がグループを脱退したのはそのときです」とローラは説明する。「私は本当に失望しました。確かに、この問題について多くの人々に知ってもらえたと思います。でも、わたしはあの送電線が移転されるのをこの目で見たかったんです」。

結局、アマドール一家は引っ越した。アマドール一家の運動に反対する地域の人々からの圧力のほかに、彼らの引っ越しにはもう一つ理由があった。アーサーが送電線を怖がったのだ。「アーサーは、眠れないほど怖がりました。寝室の窓から送電線が見えるからです。彼は毎晩、私たちの寝室にきて眠るようになりました」とローラは回想する。「今度の家は、本当に注意して選びました。どこにも送電線はありませんし、どの部屋で測っても磁場の値は低いんですよ」。

ローラ・アマドールは、最近、電磁場問題に関して目立った活動はやめてしまったが、電磁場問題を懸念する市民の会は戦いをやめてはいない。このグループは、北カリフォルニアでの電磁場に関する情報センターとして、いまも活動をつづけている。

ニュージャージー州ミドルタウン郡区の市民が、ジャージー中央電灯電力（ＪＣＰＬ）による高圧送電線建設を阻止するために結束したときは、まったく違ったシナリオで物事が進行した――自治体が全面的にこのグループの側についたのだ。実際についには郡区が電力会社に対し訴訟を起こしたのである（米国中で、地方自治体が電磁場問題にかかわり、当初訴えた市民に代わって裁判を起こすケースは、ますます増えつつある）。

ジャージー中央電灯電力は、現在ある路線用地（ＲＯＷ）沿いに二三万ボルト送電線を一〇マイル

（一六キロメートル）にわたり建設する予定だった。この用地は、住宅地から一五フィート（四・五メートル）圏内にある。ローズマリー・ピーターズ市長は、次のように回想する。

「景観的にも鉄塔は深刻な破壊をもたらしたに違いありません。計画では送電線の一部が史跡を通ることになっていました。そこは、郡区内で最も素晴しい所です。もちろん健康に関する問題もありました。私は電磁場の人体への害についてかなりの資料を読み、問題は確実にあると思いました……。建設中止運動をうまく機能させたのは、反対運動に参加した自治体、信頼のおける本当によくまとまった市民団体、そしてこの郡区の住民でもあり連邦裁判制度に通じた一流弁護士からなる理事会です。しかし、法廷で争うためのお金が街やグループのどこにあるのかだけは常に問題になり続けました。訴訟には三〇万ドルかかるものの、私たちはほんのスズメの涙ほどの資金で始めました。電力会社は、息のかかった証人を出させました。同じような裁判がどこで起こっても毎度似たような猿芝居をうつんですよ」

すべては一九八九年三月に始まった。ジャージー中央電灯電力は、公聴会で事案を簡単に説明し、RAGE（大電力会社に反対する住民たち）という団体の運動家と会見した。近隣の町リトル・シルバーでもすでに電磁場問題をめぐって論争が巻き起こっており、住民は電磁場の危険性について警告をうけていた。これに加えてミドルタウン郡区には技術的知識のある科学者や市民が多く、とても助かったとピーターズ市長は語っている。

バーバラ・イアヌッチは、ＲＡＧＥ創立者の一人である。息子をがんに冒された彼女は、高電磁場曝露が危険なのではないかと不安になり、専門家に電話で聞くことにした。「私は、ナンシー・ワルトハイマーとデイビット・サビッツ（磁場と小児がんの因果関係を示す二本の重要な疫学論文の著者）に電話しました。私にはがんを患う息子がいます。高電磁場の悪影響をうけたのでしょうかと尋ねると、いまのところ電磁場が健康に害があるというのは決定的ではありませんが、あなたの推測が根も葉もないものとは言えません、という答えが返ってきました」。バーバラが、電力会社を相手に戦いを挑む決心をするには、それだけで十分だった。

しかし、ジャージー中央電灯電力は、通常行なわれるはずの公聴会の手続きを無視し、州調停委員会に請願書を提出した。送電線建設が阻まれてしまいそうだ、と訴えたのである。そのためニュージャージーの法律に従って、この問題は法廷に持ち込まれることになった。イアヌッチは、ニュージャージー州ニューアークにあるグリンバーグ・アンド・エプスタイン共同事務所のメル・グリーンバーグ弁護士を信頼している。グリーンバーグは連邦裁判所で働いた経験があり、この法律事務所は、市民団体のための「こまごまとした事務や手続きのすべて」を扱っている。グリーンバーグはまた、必要性を訴える電力会社側のいい分、つまり新しい発電施設の建設についての主要な論点を覆すことができた。調停委員会は、新しい送電線が必要だ、という電力会社のいい分を信じるのが普通である。グリーンバーグは次のように説明している。

「この件により、電力業界はかなり狼狽していると私は言ってきました。会社側は、体重八〇〇ポンド（約二六〇キログラム）ものゴリラのようにノシノシやってきます。彼らは自分たちが勝つものと思い込んでいます。会社は、この問題が実際、環境問題であるにもかかわらず、そうとは考えていません。人々が電磁場についてどう思っているかなんて、まったく関心を示そうとしません。専門家については、訴訟の記録を読めばわかりますが、その証言にはいいかげんなものが混じっています。この専門家たちは何年もの間、会社側に立って証言してきました。しかしOTA（米連邦議会技術評価局）報告書が出た後、彼らには、二つの選択肢が残されました。一つは、いままで証言してきたことを撤回し、自分たちのまちがいを認める立場。もう一つは、いままでと同じこと、つまり電磁場の健康への危険性については何の証拠もないと言いつづけている立場です。結局、彼らはいままでと同じ立場をとりつづけることにしたのです（グリーンバーグが取り上げた一九八九年のOTA報告書は、電磁場が健康に対して危険である可能性はもはや無視できないということを述べた、初めての政府文書だった）」

RAGEはまた、地域の人を送電線反対の側に組み入れることに成功した。このグループは、五〇〇人もの人々をこの重要な公聴会に参加するよう説得した。これは記録ともいえる数である。「人々の熱意のこもった主張が、胸にひびいてきました」。二夜にわたり、延べ一〇時間かけたこの公聴会に出席したピーターズは回想している。RAGEとグリーンバーグは、効果的な戦略を工夫し、公聴会での住民の証言を調整した。住民が口をそろえて「送電線反対」というのではなく、一人一人がいろいろな側面からこの問題について発言した。「そうすることで、裁判官に私たちがこの問題についてかなり学んでいることをアピールしたのです。それは、実に見事な民主主義でした。私たちは、妨害的ではなく建設的でした。裁判官は、いつもこの公聴会のことを引き合いに出すようになりました」とグリーンバーグは語っている。

次にイアヌッチとグリーンバーグは〝ニュージャージー大衆の代弁者〟を郡区の代表として裁判に出そうとしていることについて、行政側の担当者に話した。これが電力会社への合図になった。ジャージー中央電灯電力は、上級審で既述事項1（必要性）を破棄され、送電線建設の提案をとり下げた。アンドリュー・マリノ博士は、ルイジアナ州立大学医学校出身の電磁場研究者で、郡区の専門家証人団に入っている。博士は、裁判の結果についてまだ疑問を持っている。

「ミドルタウンの例のように、行政側が訴訟を起こすと、訴えられた側が裁判で同じように負けるのを避けようと、計画から手を引くというケースが最近は多い。これは、米国の法制度のやっかいな面の一つといえる。被告が計画を撤回してしまうと、社会的に大変重要な情報が人々から隠されることになってしまうのである。すると再びこのような訴訟を起こす原告は、同じ轍をふまなければならないのだ」

ニューヨーク州の不動産所有者のグループの一つは、このような無駄な努力に八年近い歳月をかけてきた。フィリパウスキ家の土地は、ニューヨーク州ミドルタウンの静かな田舎道に面している。フィリパウスキ家は、建築後数百年にもなる古い農家に五〇年近く住んでいる。ジョン・フィリパウスキは、もとミドルタウン建築物検査員兼下水処理場作業員で、現在は自営の宅地開発業者である。フィリパウスキ家は、この家で家庭を築いてきた。ジョンの父親は晩年をここで息子家族とすごし、現在は二一歳の娘と彼女の夫が、ジョンが父親のために主屋の前に増築した小さなアパートに住んでいる。板張りの居間の床材にはもともとから樫が用いられ、中心には石の暖炉がある。

気温が高くても、フィリパウスキ夫人はオーブンで彼女特製のズッキーニパイを焼いている。たくましく社交的な夫に比べて、彼女は小柄でもの静かな女性である。パイのこうばしい香りが部屋全体を満たしている。フィリパウスキ家の人々は、「コレクション」――夫のビールジョッキのコレクションと妻のハンメル文様のコレクション――でいっぱいの部屋に座り、そして一九八五年にマーシー・サウス送電線が建設されてからというもの、彼らの生活がいかに劇的に変化したかについて語った。

「この家には、一二三個の窓があります」とジョン・フィリパウスキは腕で四方に弧を描きながら言った。「そのうちの一四個の窓から例の送電線が見えるんですよ」。

ジョンは、鉄塔に固定された二本の三四万五〇〇〇ボルトの送電線のことをいっているのだ。この送電線は、家からほんの四〇〇フィート（約一二〇メートル）しか離れていない、彼の土地の角のところで、くの字型に曲がっている。家の前の芝生に立つとパチパチという電場の音が聞こえる。ジョンは、よく芝生から大ミミズを取り除いたものだったが、送電線が引かれてからはミミズは消えてしまったという。古い納屋に住んでいたアメリカモモンガもいなくなってしまった。

フィリパウスキは、送電線による電磁場の危険性を危惧している。夜中、四〇ワットの蛍光管――

電気の通っていないもの――二本を持ち送電線の真下に立っている彼の姿が、ときどき撮影された。蛍光管は電磁場からの電圧によって、暗がりの中で不気味に光っていた。ニューヨーク電力公社の二〇七マイル（三三一キロメートル）送電線は、ケベックとオンタリオで水力発電した電力をニューヨーク州南部へ送電している。この送電線は、多くの地元住民の反対にもかかわらず一九八五年に送電が始まりそれ以来、論議の的となっている。

フィリパウスキは、送電線は「死刑宣告」だと訴えている。「私たちは、死ぬほど怖いんですよ。この家は送電線からわずか四〇〇フィート（一二〇メートル）しか離れていないのに、私たちはどんな影響があるのか知らないのです。娘は最近結婚し、夫とともに私たちと同居しています。二人に子どもができたときが心配です」。

家族の健康が心配になっただけでなく、ニューヨークの電力公社により彼の開発計画（九八区画の分譲地、湖、クラブハウス）も中止することを強いられ、家族の将来も失ったとフィリパウスキは訴えている。送電線が引かれたとき、クラブハウスは半ば完成し、ちょうど湖の浚渫に着手したところだった。「私はこの開発計画のために仕事を二つかけ持ち、一日一八時間働きました。奴らはこの計画をぶち壊したどころか、その補償も積極的に行なおうとはしないのです。こんな送電線のすぐとなりに家なんか建てても、住みたがる人なんていませんよ。私の持ち家だって売りたいと望んだところで売れるかどうかわかりません」とフィリパウスキはぼやいた。

このように思っているのはジョン・フィリパウスキだけではない。一九八八年、彼はオレンジ郡区とサリバン郡区の五九名の土地所有者で構成する集団訴訟に参加した。この訴訟では、人が住みたがらないような〝がん回廊〟をつくり土地の価値を減じた、としてニューヨーク電力公社を訴えている。

「幅二四〇〇フィート（七二〇メートル）のがん回廊ができたために、土地とその資産価値、利用価値は事実上ニューヨーク電力公社によって不当に永久取得されてしまった。この回廊内では、〝広範囲にわたる危険なレベルの電磁場〟と他の汚染物質が送電線から発生し、その結果、健康障害を引き起こしたり、がんを誘発しかねない環境となるなど、生体への影響を与えている。また、前述の回廊内は危険で居住できず、がん恐怖症が増えている。その他さまざまな点で、人体や動物、植物に害がある」

ニューヨーク州ミドルタウンのグルダ・リンチ・スミス共同法律事務所のグルダ弁護士がこの訴訟の代理人になっている（他の三郡区の土地所有者三九名もまた、マーガレットヒルの弁護士ジョセフ・C・シャーピロを代理人にたてて同様の集団訴訟を起こしている）。マイケル・グルダ三世弁護士によれば、この訴訟では送電線建設はその土地の価値を減じただけでなく、正当な補償抜きの土地取得によってなされたものである点が告発されている（ニューヨーク州には独特の法律状況がある。この州で権力を持つニューヨーク電力公社〈ＮＹＰＡ〉は卓越した免責特権を持っているため、個人の権利侵害に対する訴訟は他の多くの州と異なり認められていない）。

「電力会社は、これは地役権であり取得ではないといっています」とグルダは説明する。「つまり、ニューヨーク州では電力会社にはやりたいことが何でもできる絶対的権利があるのですが、土地所有者には不動産税を払う絶対的権利があるということなのです」。

もともと、グルダと彼の父親マイケル・グルダ二世は、マーシー・サウス訴訟を共同で担当していたが、最近父親が病床に伏してしまい、息子がこの訴訟をほぼそのまま引き継いだ形になった。「父はいつも『誤りは正さねばならない』と言っていました。父がこの訴訟を引き受けたのは、何か誤りがあると感じたからです」。

この訴訟事件は、比較的小さな法律事務所にかなりの出費を強いてきた。「電力会社は、この訴訟の弁護に二四〇万ドルを使いました。専門家証人だけで六六万七〇〇〇ドルです。原告には弁護士が二人つきました。一方、電力会社は公判のたびに一度に二六人の弁護士を法廷に送りました。実をいうと、電力会社と戦いをつづけていくだけの資金は、無限にあるわけではないのです。本当にものすごくお金がかかります。わたしは資金を捻出するために、六〇人を弁護しているんです」とグルダは語っている。

これは、電磁場が及ぼす健康への障害と不動産価値への影響という二つの論点についての米国初の訴訟事件である。それゆえ、この裁判の結果が電磁場問題の重要な先例となるはずだ。今日、米国中で同じような訴訟が起こりつつある。しかし、グルダの説明によれば、これらの事例には矛盾があるという。「それは州によって法律が異なるためです。たとえば個々の損害賠償請求訴訟に関する法律についても、どの州で裁かれるかによって異なります。このためそれぞれの原告に対して、それぞれ異なった裁判が行なわれることになります。このように電磁場問題は州によって扱われ方が異なります。実は全国的な問題です。州や地域社会では、この問題は手に負えません。全国レベルで取り組むべきです。このような理由から、私は連邦裁判所がかかわるべきだと思います」。グルダは、全国的に訴訟が示談で解決され始めると、和解の条件を隠すためにたくさんのふざけた行為がなされるとも予想している。

ニューヨーク州北部地方の原告らは、また別の苦情を訴えている。被害を受けた地域社会は、個人の土地所有者よりも多額の補償を電力会社から受け取った。NYPAは、ニューヨーク州で二つの役割を受け持っている。NYPAは州の機関であり、かつ民間の独立機関でもあるのだ。NYPAは州の機関として、必要なら州という盾に隠れることができる（たとえば、NYPAを相手取った訴訟が州の上訴審で審理されるときである。審理は陪審でなく、州知事に任命され州から給料をもらっている判事によって行なわれるのである）。

しかしNYPAは、民間会社と同じ権利を行使することもできる。たとえば、NYPAはマーシー・サウス送電線沿いの自治体当局に寄付金をばらまいたことがある。各地域社会は、通過する送電線の距離に応じて一マイル（約一・六キロメートル）につき五〇〇〇ドルの割合で寄付を受けた。この寄付の唯一の条件は、このお金は公共のために使われねばならない、ということだった。送電線に反対している人達は、このような寄付を「汚い金」と呼び、賄賂の一種であり、送電線に対する住民の反対が大勢を占める自治体で、ことを円滑にすすめるためのあからさまなやり方と見ている。

一九八九年九月、請求裁判所（収用やその補償で重要な役割をはたしている裁判所——訳注）判事ピーター・C・マクケイブはNYPAに対し、送電線による景観悪化と騒音のせいで、原告の酪農場の価値が確実に下がったとして、原告ドナルド・ザッパービンニャに四万一二五〇ドルを支払うよう命じた。

判事は訴状のうち、がん恐怖症を訴えた部分は電磁場ががんを引き起こすことを示す十分な証拠があるとは思えない、という理由で退けた。しかしながら、この判決は画期的なものであり、送電線沿いに住むほかの原告一四二人と、NYPAは即座に上告した。皮肉なことには、最近二年間で、電磁場とがんの相関関係を示す情報はますます増えており、このことはグルダに対し、上告してふたたび、がんを争点にすることを可能にさせるだろう。

一方で、グルダは判決を以下のように理解している。

「法廷は事実を大変重んじる場です。また、そうでなくてはなりません。判事は筋の通った裁判をしようとしました……。悪いのは公益事業委員会（ガス・電気・水道・電話・鉄道といった公益事業にかかわる州政府の委員会――訳注）です。この委員会は法的な文脈とは異なる規範を持つべきなのです。法による規制がなくても、市民を守るのは彼らの責務であるはずです。もし広く健康を脅かす影響が実際にあるのなら、電力会社は適切な対処をする必要があります（この事業に反対する住民や多くの専門家証人による激しい反対にもかかわらず、一九八五年にニューヨーク州公益事業委員会は送電線建設を認可した）」

グルダが指摘するように、訴訟には人々に問題を気づかせるという目的もある。「たとえば、誰かが送電線によってがんになったと訴えて、五億円の補償を受け取ったとします。そうすると、だれもが『電磁場はがんを引き起こすぞ』と言い始めるでしょう」。

このような訴訟事件は、米国のある地域特有の、個別なできごとではない。身のまわりの電磁場が健康に害を及ぼすかもしれないということに、ますます多くの住民が気づいていくにつれて、同じような訴訟がほとんど全ての州で繰り広げられている。電磁場による健康への害に対する市民意識が高まり、送電線建設計画反対運動や個々の損害賠償請求訴訟、労災補償を求める訴訟、その他さまざまな訴訟が激増した。

［カリフォルニア州サンフランシスコ］

アルバラド小学校の教員らは、校舎の正面側に勤務していた職員から二二名ものがん患者が出たのは、校舎正面一〇フィート（約三メートル）のところを横切る一次配電線と四つの変圧器のせいではないかと考えている。校舎の裏側には一人のがん患者も出ていない。教員は、校舎の正面側の教室を使うのを拒否しており、サンフランシスコ教育委員会は問題を調査しているようだ。

［ワシントン州シアトル］

電力会社の元社員の未亡人ミミ・ピリスクは、夫が死んだのは職場で電磁場に曝露したからだと主張し、夫の年金支払いを請求した。

［ミシガン州］

ＲＡＧＥ（巨大電力会社に反対する住民の会）ミシガン支部は、コンシュマーズ電力会社が一一五マイル（約一八四キロメートル）、三四万五〇〇〇ボルト送電線建設を計画している用地沿いの町で、効果的なロビー活動をしている。いまのところ、ＲＡＧＥは計画ルート沿いの町の多くでこの計画に反対する決議案を採択させることに成功した。

［バージニア州ロアノク］

ジェファーソン国有林の職員は、計画中の七六万五〇〇〇ボルト送電線がその沿線地域内にある植物相及び動物相に与える影響に関する環境アセスメントを行なっている。この調査は、「コモングラウンド（共通の場）」というウエストバージニア州の市民団体が抗議した結果、行なわれることになった。

［カリフォルニア州ダリーシティ］

高圧送電線の下や巨大な変電所に隣接して高級分譲地をつくる計画に対する激しい反対運動のために、開発業者は購入者に対して事実を公表するよう求められた。そして「高圧線からの電場あるいは磁場、またはその両方を浴びることによって、健康を害する可能性」がある、と一定の警告をするような報告を購買者にせざるを得なくなった。

［テネシー州ティプトンビル］

レーク地区委員会は、テネシー川流域開発公社に対し、住宅地の至近距離を通そうとしていると、住民が感じた一六万一〇〇〇ボルト送電線について通過経路を変えるよう命じた。「住民が送電線建設計画に賛成するとは思えません」とレーク地区委員会の役員シェルビー・バーカーは言った。

［カリフォルニア州サンホセ］

脳腫瘍患者が確認されたオフィスビルに勤務する労働者は、州保健局に対し、建物内の電磁場がががんを引き起こしている可能性があるとして、調査するよう働きかけるために組合をつくった。

［ワシントン州シアトル］

ロバート・ストロームは、シアトルのボーイング社に対し、自分が白血病にかかったのは仕事中に曝露した変動電磁場のせいであると訴えて、五〇万ドルを超す補償金を得た。この和解で取り交わされた条件の中には、ストロームと同じ仕事をしている労働者を長期間にわたって観察する医療プログラムに対し、その費用をボーイング社が負担することも含まれている。この重大な集団訴訟には、ストロームとともに、同様の仕事に携わる労働者すべてがかかわっている。

［アリゾナ州メサ］

フロスト小学校では脳腫瘍になった生徒が異常に多く、そのことを心配していた親たちが、地下室に五〇ミリガウスもの高磁場に汚染された場所があることを突き止めた。学校当局は、照明設備が間違って配線されていることが原因であることを突き止め、配線し直し高磁場を除去した。

［ペンシルベニア州サクラントン］

ジム・コナーズ市長は、一月、米環境保護庁を訪れ、市民の不安を訴えた。市の南部地区の住民にはがんの罹患率が高く、その原因は、近くを走る六万九〇〇〇ボルト高圧線かもしれないと述べている。

［フロリダ州ヒルズボロウ郡］

フロリダ電力が計画している五〇万ボルト送電線建設に対する訴訟で、市民側は州の磁場曝露許容値に異議を申し立てた。この送電線は、八〇〇〇世帯もの家がある五地区を通りフロリダ州の他の地区へも送電することになっていた。またこの送電線は、フロリダ帯水層の一部をなすグリーン沼を通過する予定だった。

［カリフォルニア州ガーデングローブ］

ある電話会社の一階で働いていた職員六五名のうち、一一名が最近、がんを発病した（二階に勤務する職員のなかには、がん患者はいない）。州の保健局は、事務所に隣接する変電室から漏れてくる電磁場放射量の測定を求められた。職員は別の部屋へ移された。

［バージニア州アレクサンドリア］

この由緒ある地域の住民は、電力会社に対して自宅のそばを通る送電線を移動させようと争っており、市議会も後押ししている。

［ワシントン州クラーク郡］

一〇代の娘を白血病で失った母親が、娘が通っていた学校に隣接する一一万五〇〇〇ボルト送電線と、自宅そばの変電所から発生する電磁場が原因で、娘はがんになったと主張して、公益事業委員会（PUD）を不法行為による死亡で訴えた。

［フロリダ州モンロー郡］

ビッグ・パイン・キーにある小さな商店街で働いているある人ががんになったのは、近くにある無線送信塔が発する危険なレベルの電磁波が原因であるとわかった。塔の所有者である企業は、人々の健康への危険を少なくするために、周波数を下げた。

［テキサス州ヒューストン］

ヒューストン電力は、送電線用地に関するクレイン校区との訴訟で敗訴した。電力会社側は、送電線を撤去し賠償金と懲罰的損害賠償金をクレイン校区に支払うよう命じられた。また、送電線が発生する電磁場が二六歳の息子が脳腫瘍にかかった原因である、とヒューストン電力を告訴した家族もいる。

[ロード島]

州議会は、電磁場の健康に与える危険性についてさらに研究が進むまで、州内での高圧送電線新設の一時停止を規定する法案を提出した。

第二章　電磁場とは何か

私たちは、電気に取り囲まれて生活している。職場では、何をするにつけても電気の力を借りている。日々の生活においても、私たちが電気に頼って生きていることを実感しないときはない。毎朝、デジタル時計つきラジオの目覚ましで起き、すぐ後には電気シェーバー、ヘアドライアー、さらに電動歯ブラシさえ使うこともある。次に台所へ行き、トースターにパンを差し込んで、コーヒーメーカーの電源を入れる。公共輸送機関の利用者なら、地下鉄やバスに乗るだろう。オフィスに足を踏み入れるや否や、ずらりと並んだすぐれものの電子機器に張りついて、一日の仕事をこなすのである。コンピュータやコピー機、ファックス、あるいは頭上の蛍光灯、ソーダ水製造機といった電子機器のおかげで、より早く、より簡単に仕事ができるのである。家に帰ると、今度は電気オーブンや電子レンジを使うかもしれない。その後テレビを見ながらしばらくくつろいだり、ステレオ・ヘッドホンで音楽を聴いたりすることもあるだろう。目を覚ました瞬間から眠りにつくまで、私たちが見たり触ったり使ったりするものは、ほとんどすべて何らかの電気機器なのだ。

電力設備

〝電力設備〟とは、米国全体をくまなく覆い、私たちの家庭やオフィス、工場を照明し、機械や家庭電化製品を作動させるための電力を供給している巨大な高圧送電線網のことである。人類は、一〇〇年以上もの間電力を利用してきた。一八八二年、トーマス・エディソンは最初の電力会社をニューヨークに設立し、一八九三年にはニコラス・テスラが最初の送電設備を開発した。シカゴ万博では、電気による照明のおかげで夜だというのに昼間のように明るくなり、世界中の人々を驚嘆させた。その日を境に、世界はいままでとはまったく違うものとなった。アメリカ人は電気に夢中になってしまい、このすばらしい魔法の背後に隠されているのは、暗い破滅の元であることには、まったく気づかなかった。

デイビット・E・ナイは、最近出版した著書『米国の電化』（MIT出版、一九九〇年）の中で以下のように述べている。

「一般の米国人は、電気をその働きや仕組みという面から理解したことがなかった。彼らは電気と聞くといつも驚嘆し、電気のすばらしい特徴がそうさせるのだと考えてきた。（中略）だから米国の電化には、単なる発明と電力会社の話以上の意味がある。つまり、個人や社会に変化をもたらすかもしれない可能性が人々を夢中にさせたのである。米国の電化が進むにつれ、人々の想像力も増幅されたのである」

電気に関する基礎知識

〝電力設備〟は、まず発電し、電源から電気を取り出し、送電線を通じて、家庭や会社など最終消費者へ送電するという、一連の部門から成り立っている。

この過程の中のいくつかの箇所で、電圧は変圧器によって上げられたり、下げられたりする。送電線自体、どれだけ送電できるように設計されているかによってまちまちである。つまり、太い送電線ほどより多く送電できるのである。送電線の電圧が一定ならば、電流は末端の消費電力量によって変化する。消費電力量が最大値に達したとき、電流の量も最大となる。

「発電機」「高電圧用変圧器(トランス)」「中間変圧器」「高圧送電線」はすべて、電力設備の中で高電圧の末端を扱っている。これらを総称して「送電部門」と呼び、電気を発電所から最終消費地へと運ぶ役割を果たしている。

消費地域に電気が届くと、配電設備が働き始める。電気は「配電線」によって各家庭や会社へ送られる。一般的に、すべてではないが配電線は送電線より低電圧かつ少ない電流を送電する。注目すべき例外は、消費電力量が最大のときである。配電線を流れる電流は送電線を流れる電流と同じくらい増える。図1は、送電の仕組みを示している。

通常、過疎地域にある巨大発電所では、約二万ボルトが発電されている。ニューヨーク州のナイアガラの滝や南西部のコロラド川のフーバーダムのようなところでは、巨大河川のエネルギーが巨大な水力発電所によって電力に変換される。全米各地にある石炭・石油を使う火力発電所や、原子力発電所でも発電が行なわれている。

発電所で生み出される電力の電圧は、昇圧用変電所で六万九〇〇〇ボルトから七五万ボルトの範囲へ急激に上げられる。次に、五〇万ボルトから七〇万ボルトまで送電できる高圧送電線で、消費地ま

図1　日米の送電システム

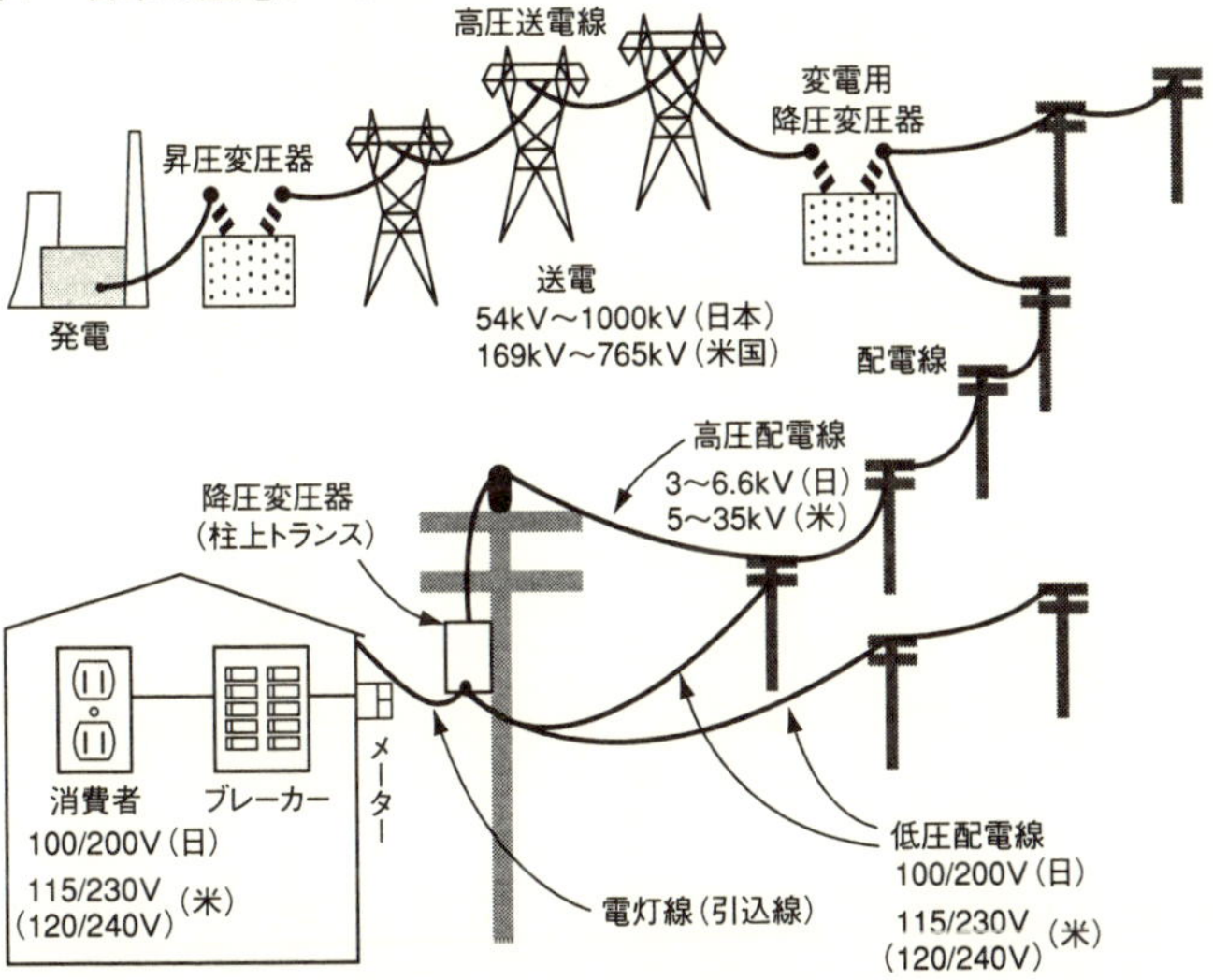

（出典：U. S. Office of Technology Assessmentをもとに作成）
注）荻野晃也氏が改訂した『死の電流』（ポール・ブローダー著）の図より重引。

図2　電磁スペクトル

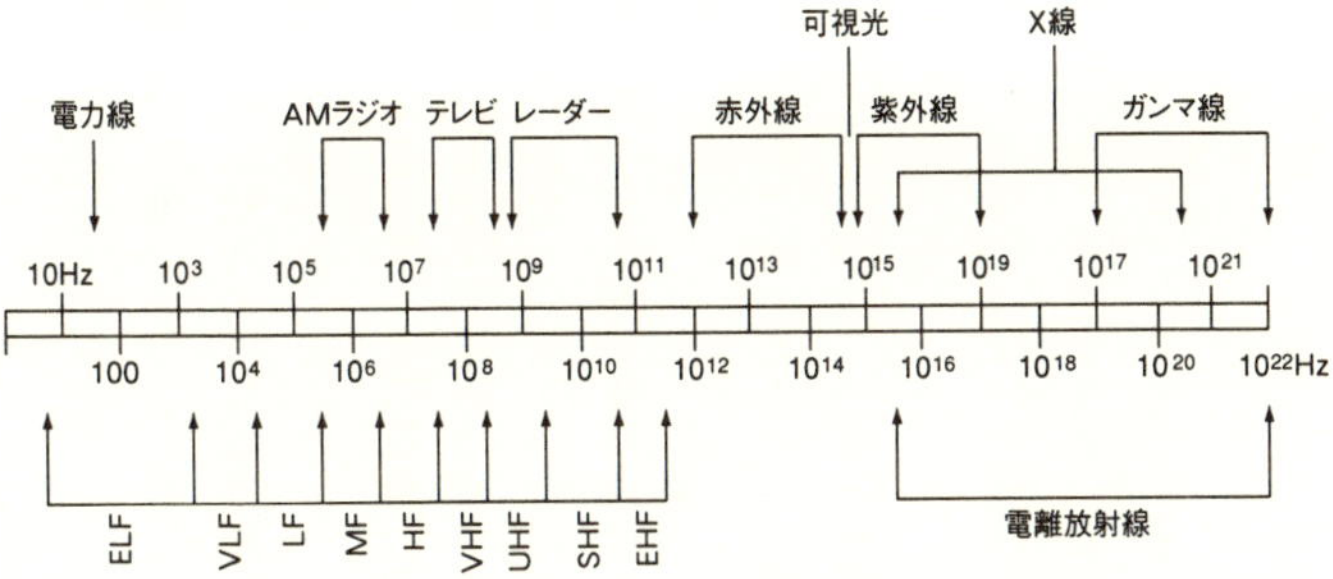

（出典：U. S. Enviromental Protection Agency）

で長距離送電される。この高圧送電線は、特別に設計された高さ五〇メートルの金属または木製の構造物に備えつけられる。

図に示したような高電圧鉄塔を、田舎でよく見かけるが、他の送電設備と混同することはまずない。また、変電所や配電用変電所も見たことがあるだろう。送電設備は、じつに銀河のような景観をなしている。降圧変電所は近所のあちこちにあるのだが、見つけだすのは少し難しい。家屋のような普通の建物にとても似ているので、見分けにくいのである。

長距離送電では、「コロナ」と呼ばれる漏洩電場が発生する（米国での発電量の約四〇パーセントが、コロナ放電のために失われていると考えられる）。過去一〇年から一五年以上にわたって新しい技術が開発されるにつれて、コロナ放電を減らすために、より高電圧に耐えられる高圧送電線が使われるようになってきた。電圧が高ければ高いほど、漏洩電気は少ないからである。

電力需要が高まるにつれ、米国中を走る送電線はその数、距離ともに着実に増えてきた。エネルギー省（DOE）によれば、現在米国では三五万マイル（約五億六〇〇〇万キロメートル）の高圧送電線と二〇〇万マイル（約三二億キロメートル）の配電線が使われている。

配電用変電所の降圧変電器は、たとえばビルや家庭用の壁配線に使われる場合には、一一五ボルトないし二三〇ボルト（この二種類の電圧が流れる電線は互いに隣接しているか、または束になっている）で三〇アンペアという低電圧電流へと変圧する。配電線は九〇〇アンペア（アンペアとは電流の大きさを示す単位）までの許容量をもち、各家庭へ電気を送る。

配電線には、一次配電線と二次配電線の二種類がある。

「一次配電線」は二次配電線より細く、磁器製碍子《がいし》で電柱の天辺に配されている（碍子の数で、その電柱に取り付けられた電線を流れる電流の総電圧量が分かる。一般的に一つの碍子には一万五〇〇〇ボルト送電できる電線一本が取りつけられている。しかし、これは地域によって異なる）。二次配電線は、電柱のもっと低い位置にある。二つの配電線は、それぞれの送電量で区別される。一次配電線は五〇〇〇ボルトから三万五〇〇〇ボルトの電流を地域の降圧用変電所から小さな変圧器へ送電する。この小さな変圧器は建物のそばにあり、地中に埋め込まれているか、または木の柱に乗せられている（柱上変圧器と呼ばれる）。

ちょっと外へ出て、家の前の通りにある電柱を見上げてみればいい。たぶん、図1にあるのと同じような金属の箱を見つけることができるだろう。これが、降圧用柱上変圧器で、電圧を二三〇ボルトないし一一五ボルトに下げて家庭内の壁配線に使えるようにしている。電柱の頂頭部にある、細い電線にも注目してみよう。変圧器に直接つながっていて、その後一番近くの家に引き込まれている電線だ。これが一次配電線である。

配電線は、一一五ボルトないし二三〇ボルトの電流を電柱から各家庭まで送電する。電気ドライヤーなど大きな電力を必要とする家庭電化製品は二二〇ボルト、最も小さいものでも一一〇ボルトの電圧を要する。

電力会社は、電灯線を経て最終供給点である家庭や会社まで送電する。ここには、電気メーターとヒューズボックスが備えつけられている。ここから消費者側の配電設備が始まる。建築会社で働く電気技術者は、自治体の電気関係規則に従って家庭内に壁配線とコンセントを取りつける。壁配線は、電圧がいっぱいにかかった電線、そして戻ってくる電流が流れる中性線、電流が流れない地線の三本でできている。この三線は、義務づけられているわけではないのだが、近くを並んで壁に配線されるべきである。そのことで、中性線は電圧のかかった他の二線から生じる電荷を相殺している（この仕組みのおかげで、磁場の問題も多少解決される）。しかし、全国電気安全規約（NESC）には、壁配線の仕方が悪いために生じる磁場に関する規定がない。この規約には、電荷の蓄積が原因で起こる感電や火事を防ぐための規定しかない。

感電や火事を防ぐために、中性線は地線と引き込み口の配電盤のところで接続され、接地されている。これには二つの意味がある。

最も大切なことは、中性線は（逆に）変圧器と接続されていなければならない（中性線は、電柱から家庭に引かれている裸電線）。この接続がしてあれば、もし家の中での配線に問題があったとしても、ブレーカーあるいは遮断器が働いて電気が切れる。次に大切なことは、家のそばの地中に埋めてある金属の電極棒にきちっと接続することだ。こうしてあると、アースされてわずか一二〇ボルトの電力設備になる。また、送電線への落雷やその他予期せぬ事故の際にも被害を抑える役割をする。このアースには通常、地中に引き込んだ避雷針や、地下に走る金属製の水道管のどちらか、または両方が利用される。

家庭での使用電力量は、「キロワット時」という単位で計測される。一キロワット時は、一〇〇ワットの電力を一〇時間消費したときの電力量である。電気メーターや電気料金請求書には、この単位で使用量が示されている。

電荷とその影響

電気は目には見えないので、それがおよぼす影響に着目することでしか語ることができない。電気が行なう仕事でのみ、その存在を知ることができる。「電荷」は、原子内のある粒子の基本的な特性である。この特性により、粒子は互いに引き合ったり反発しあったりする。電荷には、プラスとマイナスの二種類がある。原子内の「電子」はマイナスの電荷を、「陽子」は電荷量に等しい量のプラスの電荷を持っている。対立する極性の電荷は互いに引き合い、同じ極性の電荷は互いに反発しあう。

実は、この引力のおかげで原子内で電子は原子核のまわりを回転しつづけ、大きく考えると、この引力がこの物質界を構成する固体・液体・気体を形づくるために原子や分子を結びつけている。通常の状態では原子は——実は自然界に存在するもののほとんどがそうなのだが——電気的に中性である。原子は電子と陽子を同じ数だけ持っているからだ。原子全体としての電荷はゼロということになる。

しかし、二つの物質をこすり合わせると、この電気的バランスが崩れる。原子内の電子が増加するかあるいは減少して、電子数が変化するからだ。このときその物質は「電荷をもつ」ことになる。物質界では電荷をもった物質は他の物質に作用する。この電荷とそれによって起こる位置エネルギーを人類は電気として利用してきた。この位置エネルギーつまり電位エネルギーを「ボルト」という。

異なる二つの電荷がお互いに及ぼす作用が、電気回路の中で電圧を生み出すのである。普通わたしたちが電力と考えている「電圧」は電線での電気エネルギーの電位差であり、一方「電流」は、電線をとおる電荷の実際の流れ、あるいは動きを指す。

電圧と電流の違いを理解するために、ホースの中の水を思い浮かべてみよう。水が流れない状態の時にもっている水の圧力が電圧に相当する。電流は芝生に水をやっているときホースを流れる水に似ている。

電気エネルギーの測定単位はボルト（V）あるいはキロボルト（kV）である。一キロボルトは一〇〇〇ボルトに相当する。電流の測定単位はアンペア（A）である。送電線の電力量の測定単位は通常ワット（W）である。送電線の電力量は、電圧と電流を掛け合わせて算出する。

北アメリカでは、六〇ヘルツ（Hz）交流（AC）の電力設備である。「交流」とは、送電線や壁配線を流れる電流が一定方向へのみ流れるのではなく、常に方向を変えるということである（常に方向が一定である電池の電流は、「直流」またはDCという）。

「ヘルツ」は交流の単位で、一秒当たりの波の数つまり何回方向が変わったかを示す。例えば一ヘルツの電流は、毎秒一回方向を変える。六〇ヘルツの電流は、毎秒六〇回方向を変える（ヨーロッパでは、五〇ヘルツが採用されている）。

電気あるいは電力は、電荷を流すことのできる線または「導体」を通って送られる（また、不導体を「絶縁体」という）。電気回路は、電流を流せる導体からなる閉じた通路である。たとえばランプをつけるとする。電球に光が灯るのは、コンセントから電球までの回路を閉じる（完結させる）ような一群の金属板（プラグあるいはスイッチ）をあなたが動かしたからである。

壁配線や家庭電化製品同様、送電線本体の配線も回路になっている。米国では、すべての送電線と配電線にいわゆる三相交流が使われている。これは、電流の流れている三本の電線が束になり、全体で一つの仕事をするものである。一本に見える送電線は、実は一列に並んだ二本または三本の導体なのである。この三本の電線はすべて六〇ヘルツだが、互いに位相がずれるようにしてある。すなわち、通常互いの位相は一サイクルにつきおよそ三分の一サイクルずつずらされており、六〇ヘルツの周期をおいた異なる時点で最高電圧に達するということだ。この送電鉄塔の腕に取りつけられた電線の束からなる送電線を回路と呼ぶことがよくある。

六〇ヘルツ電力設備では、電流の方向が毎秒六〇回変化すると同時に、送電線の電圧もまた毎秒六〇回変化する。電圧は最大電圧に達した後、しだいに小さくなって、ゼロとなり再び最高電圧まで大きくなっていく。これが一秒間に六〇回繰り返される。

通常、家庭やオフィスの一一五ボルトもしくは二三〇ボルトの壁配線では、この三本の熱線のうち一本を使っている。一方ほとんどの工場では三本とも使っている。自動車の組み立てラインの圧縮機のような大型機械を動かすために、大量の電力が必要とされるからだ。

壁配線や家庭電化製品も同じような回路である。家庭では、電線の束が電気的に中性になるように配線されている。つまり、三線それぞれの電荷が互いに相殺し合い、全体では電荷が中性になるのである。そのため通常、この三線は接近させてある。しかしながら、このように配線されないことも時々あり、そのような場合、電荷が大きくなりすぎてホットスポット（電磁場が非常に強い場所）ができてしまう。

送電線回路と家庭電化製品では、発生する磁場が互いに打ち消し合うか弱められるように配線されている。この仕組みは高圧送電線の多くで利用されている。

〈電磁場（EMFs）〉

電線や家庭電化製品に電流が流れると、そこに「電磁場（EMFs）」が発生する。電磁場は、電気が存在するところや電荷をもつ物体のまわりに必ず存在する。電磁放射線は荷電粒子の速度が変化し加速したときに発生する電場と磁場の振動の伝播である。

今日の電気をよく使う環境では、電磁場はどこにでも存在する。たとえば、発電所や変電所のそば、送電線や無線塔、送電塔の下、水道管等の鉛管に流れる地下電流、電気コンセントや照明、電気器具、オフィス機器、VDT（ビジュアル・ディスプレー・ターミナル）のそばである。六〇ヘルツ電力設備と、それを使って機能するものすべてから発生する電磁場を六〇ヘルツ電磁場という。この電磁場は、一秒間に六〇回波状に変動する。

電力設備から発生する人工の電磁場（送電線場ということもある）に加えて、電場と磁場は自然界やあらゆる生物からも発生する。このような自然に発生する電磁場は、人工の電磁場と互いに影響し合っている。

「電磁場（EMFs）」は、実は電気を使うと同時に発生する、電場（EFs）と磁場（MFs）という異なる二つの場を合わせた複合語である。通常電場と磁場は対となって発生するために、一般的に、電場と磁場はひとまとめにして「電磁場」という。しかし、この二場を異なる性質と影響をもつ別々のものと考えた方が便利な場合がある。私たちの健康への危険性を考えるときは、特にそうである。「電場」は、電荷が分布するところで、ある物体が他の物体に及ぼす電気力が検知されうる範囲をいう。電場は、ある帯電した物質がその電場内に入ってくる他の物体に及ぼす電気力の量である。「磁場」は物体の磁力で、「変動する」電荷が他の動く電荷に対して及ぼす力である。トースターや送電線のような帯電した物体からは、電場と磁場の両方が発生する。これが電磁場である。

電場と磁場は同時に発生するだけでなく、共通の性質がたくさんある。電気によって発生するこの二場は、波形の放射線をつくりだす。電磁場の発生源から遠ざかるに従って、電場も磁場も弱くなる。たとえば、送電線による電磁場は数百フィート（数十メートル）の範囲で影響を及ぼすのに対し、家庭電化製品による電場と磁場は、二、三フィート離れればウソのように消えてしまう。電場も磁場も、聴覚や視覚では感知できない。生物学的には、人間は電磁場を意識的に探知する機能を身につけていないので、たとえ常時電磁場にさらされていようともほとんど気がつかない（強力な電場は、ブンブンというなりやパチパチという雑音がしたり、静電気のようなものを発生させて腕の産毛を逆立たせることもある）。極端に強い電場は、専門家の言う「接触電流」、つまり感電を引き起こす。

しかし、電場と磁場は、多くの重要な点で実は大変異なっている。とくに生体に対しては、大変異なる影響があることが分かっている。

電磁場が、人体や動物の体と相互に作用し合うとき、電場と磁場は二つに分かれて「分離」し、生体に対してそれぞれ別々に影響を及ぼす。プラグが差し込まれていれば、電気器具のスイッチが入っていてもいなくても電場は発生するが、磁場はスイッチを切れば消える。また、電場は、家屋や木など、いろいろなもので遮蔽できるが、磁場を遮蔽するのはとても難しい。かなり高密度に鉄分を含んでいないと、その物体は磁場を透過させてしまうからだ。この違いは非常に重要である。なぜなら、電磁場の危険性は、電場ではなく磁場曝露によると考えられているからだ。

電場の測定単位は、ボルト・パー・メーター（V／m）である。送電線の真下のような非常に強い電場は、キロボルト・パー・メーター（kV／m）で測定する（一キロボルトは一〇〇〇ボルトに相当する）。

磁場の測定単位としては、アンペア・パー・メーター（A／m）が使われることもあるが、ガウス（G）やテスラ（T）という単位の方が一般的である（一テスラは一万ガウス）。ガウスもテスラも相当大きな単位なので、六〇ヘルツ磁場には普通ミリガウス（mG）とかマイクロテスラ（μT）といった単位を使う（一ガウスは一〇〇〇ミリガウス、一マイクロテスラは一〇ミリガウス）。磁場は、磁力計やガウスメーターという計器で測定する。

電場は、送電線や照明、家庭電化製品の電荷によって発生し、その電圧は一定である。磁場は、電荷の変化つまり電流から生じ、電流と共に変動する。電流が大きければ、磁場も強くなる。そして、消費電力量によって電流が変化するのに対応して、電流が生み出す磁場の強さも変化する（消費電力量が最大のとき、配電線周囲の磁場が高圧送電線付近と同じくらい強い磁場になることがよくあるが、これは右記の理由による）。

送電線の磁場を算定すると、一アンペア・パー・メーターは一二・六ミリガウスの磁場に相当する。五〇万ボルト送電線では、最大磁場は鉄塔間の真中部分（送電線のもっともたるんだところ）の真下、地上一メートルのところで測定され、約三五〇ミリガウスである。

日常生活で、私たちは心ならずも「環境中の」電磁場を大量にあびている。これは、私たちの周囲にある送電線から発生する日常的な電磁場であり、特定の職場や特殊な電気装置のそばでのみ探知される電磁場とは別のものである。その上、あらゆる場所、あらゆる時に、さまざまな環境中に電磁場が発生しているのは、ほぼ確実といえる。たとえば、あなたがバスを待っている間に曝露する磁場を考えてみよう。地球が自然にもつ地磁気に加え、路面電車設備や頭上の送電線、遠隔無線送信塔からの電磁場があるかもしれない。そして、このような電磁場は、すべてお互いに影響しうるし、事実、影響し合っているのだ。互いの電磁場を強め合ったり弱め合ったり、ときには相殺したりする。環境中の電磁場からの被曝という問題がとても複雑なのは、このためである。

多くの研究の結果、家庭内での強い磁場の多くは、近所の送電線から発生することが確証された。家庭電化製品の使用による電磁場は、家庭内の電磁場全体の中ではほんのノイズにすぎないことがわかってきた。しかし、がんにかかる確率が高くなることとの因果関係が指摘されている家庭電化製品もある。よく知られているのが、電気毛布、ヘアドライヤー（これは、子どもへの影響が問題であり、大人への影響についてはまだ決定的ではない）、白黒テレビ、ある種の暖房である。人体にも体内電磁気があり、特定の細胞を調節するのに重要な役割を果たしている。体内電磁気には、分子同士を結びつけておくものや、ある細胞から他の細胞へと情報を伝えるのに重要な役割を負っているものとがある。

さらに大きなスケールで見ると（それが必ずしもより重要だとは限らないが）、地球上や宇宙には巨大な自然の電磁場がある。地球上には、自然の五〇〇ミリガウス直流磁場があり、場所によって異なる。

赤道で三五〇ミリガウス、磁極で約六七〇ミリガウスである（コンパスが方位を示すのは、この自然の磁場のためである）。落雷や太陽黒点のような気象（的な）現象は自然の電磁場に変化をもたらし、それが電力設備に影響を与えることがある。

一九九一年六月発行『ニューヨーク・タイムズ』の記事にはこう記されている。

「太陽活動の一時的な変化が、火曜日夜に始まり地磁気が激しく乱れ始めた。電力会社の施設と通信システムへの影響が懸念される。……全米の電力会社経営幹部は、このあらしが送電を妨害し、発電所の変圧器を損傷させる可能性があるので警戒するように、と昨日通告を受けた。四月に起こったこの種のあらしのため、ウィスカセットのメーン・ヤンキー原子力発電所で爆発事故や火災が起きる可能性もあった、と心配する幹部もいた」

自然の直流磁場に関する研究で、最も重要な最新の成果は次に述べる発見である。つまり、ある特定の強度の地磁気は、二・五ミリガウス以上の交流磁場と組み合わさることにより、送電線からの磁場だけの場合より、がんになる原因としての危険性はずっと高まっている、というのだ。いずれにせよ電気だらけの今日の環境では、電磁場曝露を避けるのは至難のわざだ。とくに都市住民には不可能である。

私たちは、知らない間に常に電磁場にさらされているだけでなく、電磁場の強さは常時変化している。たとえば建物間を移動するとき、自宅で部屋を移動するとき、また単に家庭電化製品のスイッチをつけたり消したりするときである。実は、私たちはささやかな電磁場物語を書いているのだ。それは、電磁場が生体にどのような影響を与えるか、またそれはどのような仕組みなのかを解明するための実験が、世界中の研究室で行なわれているようなものだ。つまり、実験動物は私たち自身と家族なのだ。

〈電磁スペクトル〉

電磁場についてもっと深く知るためには、この世、宇宙に存在する電磁エネルギーすなわち電磁波放射線の全体を理解する必要があるだろう。電磁スペクトル（図2）は、電磁波放射すなわち電磁エネルギーの広い範囲を含む。このスペクトルは、さまざまな種類の周波数と波長に従って配列されている。「周波数」とは、ある特定の電磁エネルギーが一秒間に放つ波の個数をいう。「波長」とは、波のとなり合う山と山の頂点間の距離である。周波数の高い放射線ほど、波長は短く波の数は多い。逆に周波数が低いものほど、波長は長く波の数は少ない。図3と図4は、電磁波の種類とその周波数および波長を比較している。

スペクトルの中で、周波数が数十億ヘルツと最も高い場所には、ガンマ線、エックス線、紫外線がくる。この三つは「電離放射線」と呼ばれ、細胞の中に入り化学結合を破壊し、原子の中に入り込んで分子配列を乱してしまうほどのエネルギーをもつ。このような電磁波を被曝しすぎると、即死あるいはがんに冒される可能性がある。

この三つ以外が「非電離放射線」で、細胞内に入って化学結合を破壊するほどのエネルギーはない。

この本で問題にしているのは、この非電離放射線である。

中間周波数は、可視光線（一〇〇〇兆ヘルツ）、熱線（赤外線）、無線周波（RF）、そしてマイクロ波としてひとくくりに知られるテレビ波とレーダー波である。マイクロ波の有害性はよく知られている。組織を熱したり、調理に用いる「熱」効果のほかに、体を熱くすることなく何らかの生物学的変化を引き起こす非熱効果があるからだ。マイクロ波は、放送局からの送信、レーダー・人工衛星、一般市民用無線、RF探知機、電気安全システム、電話中継器、ソナー、VDT（ビジュアル・ディスプレー・ターミナル）、そしてときには電子レンジから洩れることがある。

超低周波（ELF）は、六〇ヘルツ送電線や家庭電化製品の周囲に発生する。超低周波は非電離放射線で、かつ熱効果がない。そして、分子を乱したり、組織を発熱させたりするほどのエネルギーはないので、有害とは考えられていなかった。しかし最近になって、いわゆる「微弱」超低周波が、実はがんを始めさまざまな病気の原因となりうるということが、科学者によって明らかにされてきた。

人体アンテナ

そろそろ読者の方々が、電磁場は、人体にどんな影響を与えるのだろうか、と思い始める頃だろう。その答えは、複雑で私たちを当惑させる。ひとつには、私たちは、おそらく自分たちが考えているよりずっと大量のエネルギーを電磁場から受けている。またこのエネルギーには、無視することができなくて、危険かもしれない生物学的な影響――「生体効果」――があることが明らかになった。

図3　電磁スペクトル，周波数と波長

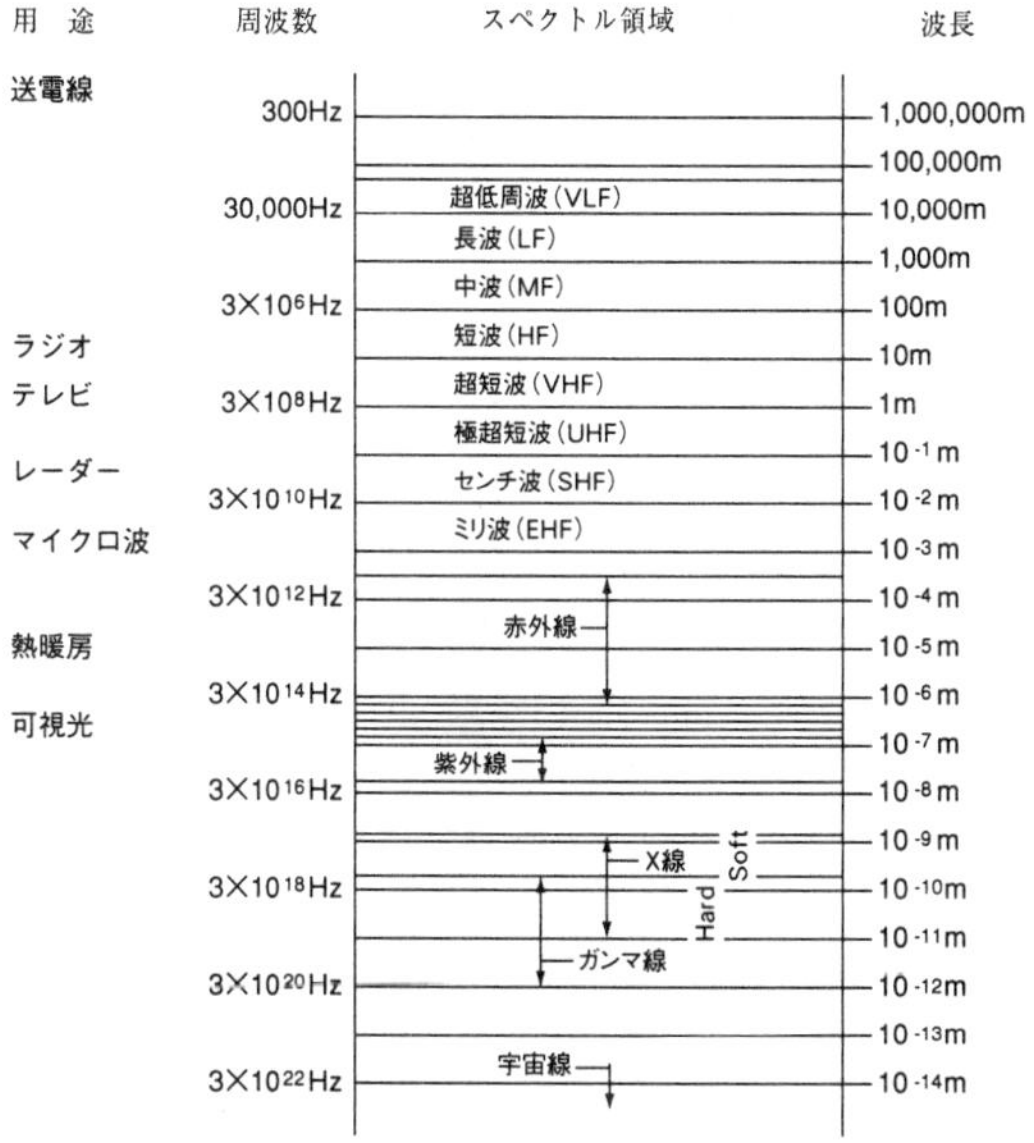

（出典：Bonneville Power Administration）

図4　様々な電磁波源の波長と周波数

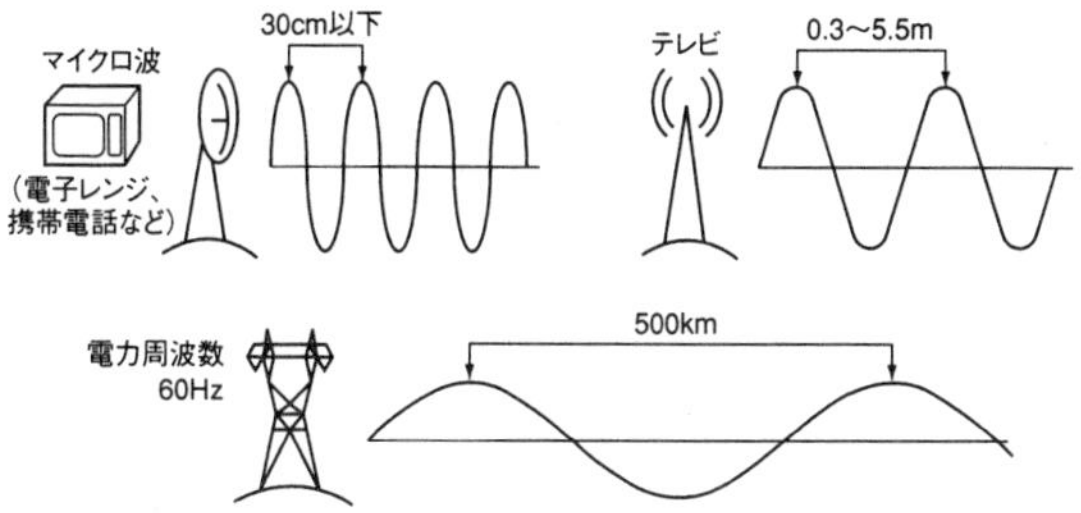

（出典：Bonnevill Power Administration）

問題は二つに分かれる。ひとつは「導体」で、電気はこれを伝わって送られる。もうひとつが「絶縁体」で、これは電気を通さない。人体は上質の導体であることがわかっている。つまり、電磁場の中にいる人は、アンテナの役割をしているのである。

幸いなことに、人体は周りの空気より導電率が高い。このため電場は人間の皮膚に弱い表面電流を発生させるだけで、実際にはある限られた量の電気しか人体に入らない。その量はその人の大きさ、体形すなわち「外形」、接地（アース）、向き、そして電場自体の特性によって変化する。つまり、六〇ヘルツ変動電場にさらされると、あなたの身体には六〇ヘルツの電流が発生する。たとえば、あなたが何か家庭電化製品に触れたとする。そのたびに、気づかなくても、あなたの身体には少量の「接触電流」が流れる。感電の危険がなければ、このような接触電流はほとんど心配ない。

磁場曝露の場合は、まったく異なる。人体の磁気透過率は空気とほぼ同じなので、磁場全体が人体に入り込む。そうなってしまっても、人間は目の網膜や神経系統による非常に微妙な方法でしか磁場を探知できないので、おそらく磁場にさらされていることに気づきさえしないだろう。もちろんこれは、問題の一部でしかない。いま、あなたは強い磁場の真ん中に座っているかもしれないが、そのことに気づきさえしないだろう。

第三章　論争と隠蔽

もし私が会社側の立場にいるとしたら、立ち上がって何も問題はないと発言してくれる人を雇い、利益を守らなくてはならないだろう。また、けっして証人にならない科学者もいる。このような科学者は、証言すると自分が論争の片側につくことになってしまったり、信用を失ったりすると思っているのだ。(カリフォルニア州ロマ・リンダ大学ジェリー・L・ペティス退役軍人記念病院、医学博士・ジェリー・フィリップス)

電磁場が健康を害する可能性がある、という考えは、まったく新しいものでもない。初めてその危険性が警告されたのは早くも一九七二年で、旧ソ連の科学者らが、日常的に高レベル電磁場にさらされている鉄道操車場労働者には、奇妙な健康障害が見られる、と報告したのである。その当時は、だれもこの報告に対し注意を払わなかったのだが、ロシア人科学者によれば、心臓病、神経障害、血圧の変化だけでなく、頭痛の頻発、疲労、ストレス、慢性うつ病を患う労働者が増えたというのである。

次の電磁場公害関連年表にあるとおり、一九七二年以降一五年間で、電磁場曝露の危険性に関する情報が、ゆっくりと、しかし着実に増えてきた。だが、論争のかぎとなる多くの報告書が出てきたのは、一九八〇年代後半だった。これが危険を知らせる危険信号となって、米国中の人々が懸念を口にし、電磁場曝露は人体に有害であるということを社会的認識にするように、叫び始めたのである。

電磁場公害関連年表

一九七二年　ソ連の科学者による論文
一九七三年　米海軍サンギン計画の調査委員会発足
一九七五年　ベッカー博士とマリノ博士による研究
一九七七年　ニューヨーク州サンギン計画調査委員会の送電線に関する公聴会
一九七九年　ワルトハイマー博士とリーパー博士による配電線と小児がんに関する研究
一九八〇年　ニューヨーク州高圧送電線研究プロジェクトに資金が出る
一九八二年　ミルハム博士による電気関連労働者の研究
一九八五年　電気関係労働者と白血病発症率に関するサビッツ博士とコール博士の論文
一九八五年　テキサス州の校区で起きた初の電磁場訴訟で勝訴
一九八七年　ニューヨーク州送電線に関する研究報告
一九八八年　マーシー・サウス集団訴訟
一九八九年　米連邦議会技術評価局（ＯＴＡ）が再調査
一九八九年　電気関係労働者と脳腫瘍発症率に関するサビッツ博士、ルーミス博士の研究
一九八九年　ニューヨーク電話会社の従業員とがん発症率に関するマタノスキーの研究
一九九〇年　小児がんに関するピーターズ博士の予備報告
一九九〇年　発がん性物質としての電磁場に関する米環境保護庁の報告

一九七三年　サンギン計画

一九七三年、米国の主要な科学者による委員会は、電磁場の生体効果について警告する声明を発表しようとした。ミシガン州北部に米海軍が計画したサンギン計画に関連して、フロリダ州ペンサコラにある米海軍航空医学研究所が、電磁場の生体効果について研究した。米海軍は、評価委員会として八名の科学専門委員を任命し、この一連の研究を見直させた。サンギン計画は、完成時には二万二五〇〇マイル（約三万六〇〇〇キロメートル）の地下ケーブルを備えることになる。この地下ケーブルは、地中をつきぬける無線電波を発し、米潜水艦と交信できる巨大な電磁場をつくりだしてしまう。サンギン計画の第一段階はすでに開始されていたが、すぐに電磁場による健康被害の可能性を心配する地元住民の反対運動のターゲットとなった。

米海軍は、この見直し調査が人々の反対を和らげるだろうと期待していた。しかし、委員会は不安な発見をたくさん報告した。そのなかには、弱い電磁場を曝露した実験動物に見つかった先天障害や、微弱な電磁場に曝露した動物の作業能力の低下や、電磁場曝露後の被験者の血液成分の変化の報告が含まれていた（さらに恐ろしいことには、すでに始まっていたサンギン計画の一部分で働いている男性労働者に、同じような血液成分の変化が発見された）。この研究結果は問題を解決するどころか、大変な恐怖を抱かせるものだったので、委員会は米海軍に対して、警告を出すよう勧告した。つまり、六〇ヘルツ電力設備から発生し人々の健康を脅かしていると考えられる何かについて、現政権に警告するよう勧めたのである。しかし、米海軍はこの勧告を無視し、報告書を葬り去った。そして、結局サンギン計画は中止になった。

一九七三年は、おそらく注目に値する年であろう。この年、サンギン計画の評価委員会が例の報告書を提出した。また、六〇ヘルツ電力設備から日々生じる環境中の電場と磁場に曝露することは人体に有害かもしれない、ということを人々に知らせないよう、軍や電力会社、ときには政府さえもが大規模な隠蔽工作を始めた時期であった。その理由は明らかだ。今日、米国防総省自体が電磁場の大部分を発生させ、人々を危険にさらしているからだ。つまり、もし磁場の制限強度が低く修正されれば使いものにならなくなってしまう、電磁場を発生させる兵器体系やレーダー塔があるからだ。電力会社と大規模通信事業にとっては、電磁場に関して現状を維持していくことに経済的利益がある。電磁場を減らすためには費用がかかることと、「技術的進歩」への信頼、そして強い依存が理由である。

もし、海軍の評価委員会に入っていたひとりの科学者の行動がなかったら、隠蔽工作は成功していたかもしれない。ニューヨーク州シラキュース市の退役軍人病院の整形外科長であるロバート・ベッカー博士は、生体電気学の著名な専門家でもある。ベッカー博士は、公衆衛生に対する重大な脅威についての自分の意見を黙っているのを拒否した。ベッカー博士は、電流によって骨折治療の効果が高まるメカニズムを研究するために始めた実験の一環として、六〇年代半ばから電磁場について研究していたのである（電流を直接骨折部分に当てる治療は、一九五〇年代初めから行なわれていた）。博士は、電流が細胞の有糸分裂を促進することを発見した。つまり、電流によって細胞増殖のスピードが上がるために骨が治癒するというのだ。ベッカー博士は、研究の初期の段階で、もし電磁場が良性の細胞増殖を促進するのならば、おそらく悪性の細胞増殖をも促進しうるだろう、という理論を立てた。後に、この理論は事実として認められた。今日では、「骨成長促進機（電気で骨折を治す機械）」のメーカーは、医者に対し腫瘍があることが分かっている患者には使用しないよう注意している。ベッカー博士は、著書『身体の電気』（モロウ社、一九八九年刊）の中で次のように指摘している。「細胞の有糸分裂が早まるのは、治癒を意味するだけでなく悪影響の現われでもある。そして、超低周波電磁場（ＥＬＦ）の長期にわたる曝露とがん発生率の増加には関連性がある」。

ベッカー博士と彼の同僚アンドリュー・マリノ博士は、さらに実験を行ない、がん細胞に電磁波を当てて、細胞増殖のスピードが上がったことを報告した（その後、他の研究者からも同様の発見が次々と報告された）。退役軍人病院での実験で、二人は、磁場曝露した人間と動物がストレスに弱くなることを発見した。マリノ博士は次に、ラットを何世代にもわたって研究し、電磁場曝露した動物は成長を阻害されたり、幼児死亡率が増加したり、血液成分や酵素合成に変化が生じたりすることが分かった。

二人は、実験を積み重ねた結果、人々が普通に接している六〇ヘルツ電力設備などから生じる電磁場は危険であり、公衆衛生上、深刻な問題を生じさせるかもしれないと確信した。この発見によって、二人は、電力設備の止まるところを知らぬ拡大に対する手強い敵となったのである。米国では、一九七〇年代、八〇年代と、電力設備が拡大をつづけていたのだ。そして、敵は二人だけではなかった。ベッカー博士とマリノ博士がニューヨークで実験を行なっていた頃、二人の研究者がカリフォルニア州とコロラド州で、電磁場が健康に与える影響を独自のやり方で調べていた。

カリフォルニア州のカリフォルニア大学ロサンゼルス校（UCLA）にある脳研究所の理事であるロス・アーディ博士は、研究者としてのほとんどの歳月を電磁場の生体効果の研究に費やしてきた。彼は、脳波が細胞膜を通り抜けて細胞へと情報伝達するのに重要な役割をはたしている電位についての研究方法を用いて電磁場を研究するようになった。一九六〇年代までは、ガンマ線やエックス線、マイクロ波のような高周波の放射線だけが生体効果をもつ、ということが一般的に認められていた。しかし、アーディと同僚のガバラ、バーウィン、カズマレクは、研究室で何十年も実験をつづけた結果、送電線から生じる電磁場を含む超低周波電磁場には、驚くべき生体効果があることが分かった。曝露によって、ネコやサルの行動と脳波が変化し、またヒヨコの脳のカルシウム量が変化した。一九九一年、アーディ博士は、そのすばらしい功績を認められ、生物電磁気学会からの最高の名誉賞であるダルソンバル勲章を授与された。授章に際しての博士の演説には、この先駆的な研究の過程で知的な興奮が生まれたことが、逸話としてもりこまれている。

「私たちは、低周波電磁場のカルシウム結合に及ぼす影響を調べるのに適した生体組織について話し合うにつれて、興奮してきました。バーウィンは、すでに研究に使っていたヒヨコの大脳がいいと主張しました。私は、ラットを主張しました。カズマレクは、典型的イギリス人の平然たる態度で沈黙を保っていました。ヒギンズ教授と同じく、私も意見を変えないという態度は取りませんでした。とくに、魅力的な異性に対してはそうでした。そして、さいは投げられたのです。私たちは、ヒヨコを使うことになりましたが、私は条件をひとつつけました。私たちは、変調した超長波スペクトルの影響を調べることになりました。私にもある『女』のカンが働き、脳波スペクトルの中で周波数感度を見つけ出せるかもしれないと思ったからです。スペクトルの同調曲線が、一本また一本と日ごとに明らかになるにつれ高まってきた興奮を私は忘れないでしょう。ついに同調曲線が三五ヘルツまで明らかになったとき、奇妙な静けさが、いや沈黙が私たちを襲いました。次に何をすべきなのか。発表の前に、何度も見直さねばなりません。しかしその前に気づいたことがありました。つまり、もしこの発表内容が正しいなら、いままで平衡現象を基礎としてきた生物学には存在しなかったウインドウ効果（特定の周波数によって引き起こされる特異な現象のこと——訳注）が見いだされたということになるからです」

ナンシー・ワルトハイマーは、コロラド州衛生局に勤務する疫学者だった。一九七六年、ワルトハイマーは、資金調達のあてもなく、また研究によってどのような結果が得られるかの見通しもないまま、デンバー市で白血病で亡くなった子どもに関する調査を始めた。ワルトハイマーの研究は、六〇ヘルツ電力設備からの磁場が小児がんを引きおこしうるという見解に関して先駆的役割を果たした。ワルトハイマーの研究は、直観的に何かおかしいと感じ、大変な反発を受けながらも、わずかの資金と協力だけで真実を見極めようと決意した孤独な探究者の典型的な物語といえる。彼女の手法は極めて簡単だった。小児がんで死亡した三四四名の子どもたちの名前と住所を入手し、小児白血病でない他の三四四名の子どもたちを対照群とした。それから自動車に乗り込み、亡くなった子どもたちの住まいを訪ねて回った。初めワルトハイマーは、ある種の悪性の病原体が原因ではないかと考え、がん患者のグループを調べた。しかし、この仮説を裏づけるようなものは何も見いだせなかった。しかし、観察に熟練してきた彼女は、あることに気づいた。死亡者の住居の多くは、変圧器のついた電柱のそばにあったのである。

最初、彼女はこのことを重要視していなかったが、ある日、送電線から発生する電磁場ががんを引きおこすかもしれないという内容の記事を、ある雑誌でたまたま見つけた。彼女は、友人で物理学者のエド・リーパーに相談した。彼女のデータについて話し合っていた二人に、突然何かピンとくるものがあった。それからというもの、ワルトハイマーは、ウイルスではなく送電線からの電磁場を集中的に調べ始めた。そして、彼女の研究は報われた。小児白血病の犠牲者の多くは、死亡するまでの二年間、家の中で強い磁場に曝露していた、ということが分かったのである。

ワルトハイマーとリーパーが、権威ある医学雑誌『アメリカ疫学ジャーナル』に研究結果を発表する準備ができたのは、一九七九年になってからだったが、うわさはすでに広まっていた。それはデンバーで行なわれたある研究で、送電線からの強い電磁場を曝露している子どもは、弱い電磁場しか曝露していない子どもより、死亡率が二~三倍高いということが分かった、というものだった。ワルトハイマーは、送電線からの低周波電磁場が生物に対して影響を与えるわけがない、と本気で考えている科学者や、彼女の研究結果に疑いをかけることで、明らかに得をする電力会社幹部たちから、一晩中抗議と非難のあらしを受けた。非難が集中したのは彼女の方法論で、とくに彼女が実際の電磁場を測定せず、送電線に流れる電流量を示す電流配置コードを利用したという点だった。

ワルトハイマーは、当初から自分の研究はほんの出発点であると宣言し、彼女が重大な公衆衛生問題と感じたこの電磁場問題がさらに研究されることを望んだ。しかし、当時は、彼女の研究を追試することに興味を示す人はいなかった。

話を一九七三年まで戻すと、サンギン計画の科学専門委らが海軍に対して勧告を行なったこの年、ニューヨーク州電力公社は、カナダとの国境に近いマセナから一五〇マイル（二四〇キロメートル）南にあるマーシーという小さな町まで七六万五〇〇〇ボルトの送電線を建設する計画を申請した。七六万五〇〇〇ボルトは、その段階で技術的に送電可能な最大電圧である。この送電線は、カナダのケベック州で水力発電した電力をニューヨーク州の消費者へ送るというものだった。偶然にも、ロバート・ベッカー博士の避暑用別荘は、このマーシー・サウス送電線がまさに通過する小さな地域社会の中にあった。「実際、問題が起こったこの土地をたまたま買っただけなのです。たまたま見た地方紙に、電力公社の送電線建設計画についての通知が載っていたのです。こんなブラックボックスを開けることになろうとは、思いもしませんでした」とベッカー博士は語った。

ベッカー博士は、サンギン計画評価委員会がニューヨーク州公益事業委員会へ提出することになっていた最終報告書をすっぱ抜くことで、ブラックボックスを開けたのである。実は、ニューヨーク州公益事業委員会は電力公社の申請をこれより前に受けとっていた。博士はまた、書簡の中でサンギン計画評価委員会が希望していることを明らかにした。それは、ホワイトハウスを通して国民に警告したい、ということだった。そして、自らを含むサンギン計画評価委員会の科学者は、全米の六〇ヘルツ送電線から発生する電磁場は健康を害する重大な要因であると考える、と説明した。

「もし、この環境問題を暴露していなかったら、私は、いまここにいないでしょう」と、最近ベッカー博士は、アディロンタグ山地にある丸太づくりの自宅を指してこういった。「私はたぶん、ニューヨーク州北部地方（シラキュース）にまだいたでしょう。でも、自分の行動に一貫性をもちたいのです」。そして博士は、電磁場の危険性に対する世間の注意を喚起しようと決意したことを次のように説明する。

「この報告書は、軍事機密ではありませんでした。そのころ私はとても無知で、相手に情報を手渡せば、あとは放っておいても向こうで処理してくれると思っていたんです。ええ、今回の経験で学んだことは多かったですね。そのひとつは、科学者もまた、他の人とまったく同じように買収されてしまうことがある、ということです。国防総省や諜報機関も、ぐるになっています。彼らは、人々を脅かす問題があることを前から知っているのに、隠してきました。環境問題がひとたび取りあげられ、せきが切れたように記者たちがこまめに動き始めるんです。これが問題なのです。軍はこのことを知っています」

ニューヨーク州公益事業委員会は、一九七〇年代後半まで、計画中の送電線に関する公聴会を開かなかった。しかし、そのころまでには、電磁場問題は一段と加熱しており、同委員会がベッカー、マリノ両博士に証言を依頼するほどだった。二人は、自分たち以外の研究者も電磁場曝露は人体に有害であることを発見していると述べ、公益事業委員会に送電線計画を却下するよう勧告した。

しかし、その一方で、電力公社は雇われ「専門家」を使って、かたい守りの行動に出た。雇われ専門家たちは、電磁場研究の経験がまったくないにもかかわらず、何も心配するようなことはない、といって人々を安心させようとした（この三人とは、国立衛生研究所職員であるアルンソン博士、シンクス博士、タッカー博士である。三人は、公聴会で証言した報酬として、電力公社から合わせて一二五〇万ドルを受け取った。外部から受け取る相談報酬に関する研究所の規則を無視したかどで、三人は結局、懲戒を受けた。この時、アーディ博士は、もし科学者が電力公社からこれほどの大金を受け取っていたならば、研究機関はこれからの電磁場研究に関して公平な立場でいられるだろうか、と疑念をもった）。

電力公社は、ヒュー・ケリー知事に公益事業委員会の懸念を無視させることに成功し、一九七七年末、マーシー・サウス送電線建設は許可された。またしても、政治力学が公衆衛生問題に打ち勝ったのである。しかしながら、このプロジェクトをめぐる論争の結果、電磁場の生体効果を追求する、当時としては最大級の研究調査、五〇〇万ドルと五年の歳月をかけたニューヨーク州送電線研究プロジェクトが行なわれることになったのである。

一九八〇年　ニューヨーク州送電線研究プロジェクト

幸いなことに、電力公社は、公益事業委員会を完全には抑えられなかった。そして、電磁場は有害なのでは、と懸念するメンバーがいたため、公益事業委員会は送電線計画を許可するのに、いくつかの条件をつけた。公益事業委員会は、「電磁場は動物に対して生体効果を及ぼし、人間に対しても同じような影響を引き起こすかもしれない」という但し書きをつけて警告した。また、別の規定により、送電線敷設計画ルートに沿って幅三五〇フィート（約一〇五メートル）の送電線用地が設けられた。最終的に、公益事業委員らは、ニューヨーク州衛生局と協力して、高架送電線から発生する電磁場には健康への危険性があるのかどうか調べるための大々的な研究を行なう資金提供を電力会社に求めた。

一九八〇年、選ばれた科学者と技術者による科学専門委員会ができ、送電線研究プロジェクト計画は順調なスタートを切った。委員会のメンバーは、専門的知識を持ち、しかも金銭上や職業上の利害対立がないことを条件に選ばれた。そして、今度は委員会が全国の科学者と契約を結び、電磁場の生体効果に関する全部で一六件の研究を行なった。

コロラド医科大学の疫学者デイビッド・サビッツ博士は、三五万五九〇五ドルをかけて「小児がんと電磁場」の研究を行ない、これは画期的事件となった。サビッツ博士は、ワルトハイマー博士の「だいなしにされていた」研究の追試をゆだねられた。この研究により、ワルトハイマー博士は信用を失うだろうと誰もが考えた。それで、サビッツ博士がワルトハイマー博士の研究結果を支持したとき、みんな非常に驚いた。科学界と電力会社にとっては、サビッツ博士の研究は爆弾のようなものだった。

科学専門委員会が、一九八七年七月に出した最終報告書『送電線の生体効果』によれば、

「人々の健康が害される可能性のある地域が、いくつかわかった。（中略）とくに心配されるのは、住宅地域の磁場と小児がん発生率には、関連性があり得ることが示されたことである。（中略）さらに深刻な懸念が、小児がんの研究から明らかになっている。この研究によると、白血病と脳腫

瘍にかかった子どもは、そうでない子どもに比べて、家庭内に六〇ヘルツ磁場が存在する傾向にある」

サビッツ博士の研究は、ワルトハイマーの研究と同様、電線の配置とがんになる危険性の増加との間には顕著な関連性がある、ということを明らかにした。これは、すべての小児がん、とくに白血病と脳腫瘍の場合にあてはまった。いままでの研究では見落とされていた線量─効果関係までもが、存在しそうだった。サビッツ博士は、米国で発生する小児がんの約一五パーセントが送電線からの電磁場によって引き起こされている、と推測している。サビッツ博士の研究は、ワルトハイマーの研究よりわずかに低い発症率（一・五倍）を報告しているのだが、この研究結果はワルトハイマーの報告よりもずっと深刻に受けとめられた。

さらに二人の科学者、ウェンデル・ウィンタースとジェリー・フィリップスが行なったがん細胞の増殖に関する実験で、非常に興味深いことがわかった。二人の研究結果はほとんど偶然だった。科学専門委員会の最終報告書は、この研究結果は、ウィンタースの公式な研究プロジェクトの重要部分ではない、と注意深く述べている。ウィンタースはヒトとイヌの細胞を用い五〇ヘルツの電磁場が及ぼす影響を研究している。ウィンタース博士は、最新設備の磁場研究室で研究をすすめていた。フィリップス博士は、別の研究室で送電線研究プロジェクトの援助を受けずにがん細胞の研究をしていた。二人は何かやってみようと考えた。「私たちは、研究室でがん細胞を増殖させていました。そして、ウェンデルの研究室へそれをもっていき電磁場を照射しました。それから再び、私の実験室へもち帰り、どのように変化したか調べました」と、フィリップス博士は説明する。

フィリップス博士がもってきたがん細胞（ヒトの結腸がん細胞）は、ウィンタース博士の磁場を照射するとものすごい勢いで増殖した。さらに磁場曝露した細胞は、人間の免疫細胞を上回る力をもったのである。普通は腫瘍（ナチュラル・キラー細胞）を打ち負かす役割をするこの細胞は、構造的かつ化学的な変化を示した。フィリップス博士とウィンタース博士は、実験で得た結果から、磁場はがん細胞の増殖を促進する、つまり、「がん促進因子（プロモーター）」として働くという考えに至った。

サビッツの研究は、人々を仰天させたが、ウィンタースとフィリップスの研究はあざけりを受けた。サンアントニオ癌治療研究センターのフィリップス博士とテキサス大学健康科学センターのウィンタース博士による初期の実験や、それに類する他の実験を人々が真剣に受けとめたのは、二人が電磁場の研究を一〇年近く続けた後だった。

ウィンタースは回想する。「私たちが初めて生物的影響について報告したとき、科学者も一般人もみんな異議を唱えました。何年もたって、磁場の影響は事実とわかり、今では認められています。今や、磁場に生物的影響があるということには何の疑いもありません。すべての生物が、電力周波数電磁場のどのスペクトルにも反応します」。

ニューヨーク州送電線研究プロジェクトは、一連の大規模研究の中で電磁場の危険性についての科学的認識を変える最初のものだった。この計画の管理者デイビッド・O・カーペンターの実験で、最も明確に生体効果が見られた。彼は後に、ニューヨーク州保健局のワーズワース研究所所長となり、現在はニューヨーク州アルバニーのニューヨーク州立大学公衆衛生学部長である。一九八〇年代、カーペンターはサビッツの発見によって根本的に考え方を変えた。それ以外、説明のしようがなかったのである。カーペンターは、次のように語った。

「初め、この研究に意味があるとは思っていませんでした。変人や山師ばかりだろうと思っていました。実際、私たち専門委員会のメンバーは、そろって懐疑的でした。六〇ヘルツの電気は可視光線よりずっと周波数が低いのに害があるなんて、考えられなかったのです。しかし、私たちの出した科学的結論で、私の考えは変わりました。どんな科学者でも、あんな経験をすれば考えが変わりますよ」

カーペンターはさらに言っている。もうひとつ忘れてはならないことは「これらの研究は、子どもたちの家庭内だけでの曝露量を見ている、ということです。他の場所での曝露は考慮に入れられていません。だから、おそらく危険性はかなり低く評価されていると思います」。カーペンターはつづけて次のように語った

「いまでは、電磁場が私たちの健康を危険にさらしていると確信しています。磁場とがんの間に関連性があることは、統計上疑う余地がありません。電磁場曝露ががんの危険性を増大させていることを示す明らかな証拠があると思います。白血病と脳腫瘍については、最もはっきりした証拠がありますが、住居についての調査では全種類のがんに関して統計上、有意差が出ました。そ

して、私たちはいま、曝露によって生殖器のがんが増加するという証拠全体を把握し始めているところです。

そして、問題になっているのは、身近にある配電線だということを忘れないでください。(サビッツの) 研究によれば、小児がんの一〇～一五パーセントは配電線からの電磁場が原因です。高圧送電線に関しては誰もが心配していますが、サビッツは身近にある配電線を研究対象にしたのです。高圧送電線を流れる電流は、近所の配電線の電流とほぼ同じ強さで、発生する電磁場もほぼ同じ強さであることを、ほとんどの人は知りません。近所の配電線は、五〇～一〇〇ミリガウスの磁場を発生します」

カーペンター博士は、磁場曝露から人々を守る厳しい法的規制を緊急に行なうよう声を大にして求めているグループに、かなり前から参加している。

「私たちはこの問題に関して赤信号を出し、危険を知らせねばなりません。問題を解決しうるだけの情報はすでに三年前には十分にあったと思います。いまこそ、日和見的態度をとるのをやめるべきです。証拠は十分あります。電気関係の労働者についての研究が、四〇件ほどあります(研究要旨については資料参照)。それを見れば、白血病と脳腫瘍による死亡が激増していることが分かります。このことは、子どもについての研究結果でも同様です。私たち公衆衛生の専門家は、みんなに訴えるべきなのです。電磁場曝露を減らし、あなたとあなたの家族ががんになる確率を下げるために、あなたにもできることが少しはあるのです、と」

カーペンター博士が取り組んでいる主な課題のひとつは、「科学者の間では、未だに論争になっているが、世間では、公衆衛生上の大問題になりつつあるいま、この問題をどのように伝えるべきか」ということである。科学専門委員会が報告書を出したその瞬間から、良心的な専門家なら電磁場の危険性を否定できなくなったはずだ。しかし、いまなお危険性を否定する人がたくさんいる。カーペンター博士は次のように言っている。「大きな問題のひとつは、電磁場問題をよくわかっている少数の人たちには利害がからんでいる、ということです。電磁場の危険性について発言する人はみな、自分の収入源を明らかにすべきです。私たちは、自分たちの研究資金を研究結果に何ら金銭的利害のない個人から受け取るべきだということを念を押す必要があります」。

一九八〇年代初めまでは、電力会社は表向きは平静を装っていたが、送電線からの電磁場は危険かもしれないと心配し始めていた。全米のあちこちで、電力会社は自らの資金で独自の研究を始めた。これには、電磁場強度の測定、生体効果、さらに送電線から発生する磁場を軽減するための技術開発を目指した研究さえも含まれていた。不幸なことには、クロと出た研究の多く、つまり電磁場の生体効果を明らかにした実験は、日の目を見ることがなかったのである。このように、財布のひもを握っている人たちもまた、情報をコントロールしているのである。

米環境保護庁に勤務するある科学者は、現状に大変失望し、次のように語っている。

「連邦予算が削減されたせいで、研究者らは電力研究所（ＥＰＲＩ）のような既得権益をもつ団体から資金を得ています。そういう研究者らは、絶え間ない圧力のために、電磁場との関連に否定的な研究結果だけを発表するか、もしくは肯定的な結果を発表しないという傾向があります。彼らは、環境保護活動家にまつりあげられてしまい、資金を得ることが困難になるのを恐れています。科学者グループが沈黙しているのは、このためです」

資金の問題は深刻である。その一方で、遅れたやり方なのだが、さらなる研究を求めて抗議する大きな声があり、どうするにしても電磁場曝露についての情報が十分ではないことが指摘されている。そのまた一方で、電磁場の研究に役立つ政府予算は足りない。環境保護庁（ＥＰＡ）のような機関は、かつては電磁場の研究プログラムがあったのだが、レーガン政権のときに予算を削られてしまったため、計画を中止したのだ。現在の電磁場研究の大部分は、電力会社やエネルギー省（ＤＯＥ）の援助のもとで行なわれている。とても不偏とはいいがたい資金源である。

一〇年もの間、『バイオエレクトロマグネティクス』誌の編集委員をしていたアンドリュー・マリノは次のように言う。

「今日米国では、電磁場研究のための資金調達は、重大な問題となっています。実際には、電磁場の危険性を証明する情報を隠蔽し、否定的な結果が出ることを望んでいる団体からの資金しかありません。そのため、研究が妨げられているのです。十分な資金があれば、法廷を埋めつくすほどのいわゆる専門家を送り込んで、陪審員に聞いてほしいことを証言させることができるのですが。電磁場の危険性を証明する研究に対して、巧妙な反論が嵐のごとく襲いかかっています。こじつけたり、『根拠』という言葉をあいまいに使ったり、データを不明確にしたり……。人々を混乱させるために、こんなことをしているんです」

災いの前兆を見てとった電力会社は、発生する電磁場を減らすために、回路構成や、変圧器と送電線の位置を秘密裡に変え始めた。ガウス・メーターをもった電力会社職員が、問題となっている電力設備の近隣に現われ、二、三日作業をしていなくなった、と市民運動家が報告している。その後テレビ受信機の性能が突然あがったり、くり返し襲ってくる頭痛やその他の身体の不調に長年悩まされてきた住民は、ついにその苦しみから解放されたのだった。性能の悪いテレビ受信機は、強い電磁場を受けていたのである。

一九八一年　マイクロウェーブ・ニュース

おそらく、人々の関心が高まっているのに気づいて、自然資源保護協会で活動していたルイス・スレシンという環境関係ロビイストは、マイクロ波と健康問題を扱うニュースレターの発刊を決意した。一九八一年一月に創刊された『マイクロウェーブ・ニュース――非電離放射線に関する月刊レポート』は、現在も活発につづいている。発刊をつづけていくのは、必ずしも容易ではなかった。「もうちょっとで廃刊となるところだった」。五年前、スレシンがもうひとつの発行物『VDTニュース』の発刊を始めたころだ。『マイクロウェーブ・ニュース』発刊後から、さらに『VDTニュース』を出すまでの期間、この仕事を継続してこられたのは、結局のところ彼自身この仕事が好きだったからだ。彼は、報告しつづけてきた一〇年間、人々を啓発し、研究や集会の中心的存在でありつづけ（スレシン自身が、ほとんどの研究調査や集会に参加した）、進行中の電磁場に関する討論でも活躍するという、重要な役割を果たした。スレシンは、次のように説明している。

「私たちは、公開記録をつくりました。だれが、何を、いつ言ったのか、というような記録です。ほとんど知られていなかった情報がたくさん集まりました。私たちはこの情報を前面に出して、公に記録されたことがらにしました。たとえば、トメニウスが報告したとき、私たちはすでに彼と接触がありました。それでワルトハイマーの発見を確認した人がいる、と書くことができたのです。サビッツより前にです」

一〇年間以上、スレシンは電磁場論争の中心的人物であり、また記者であり、一般大衆を代弁する博学なスポークスマンでもあった。彼は、世界中の電磁場関係会議に出席し、電磁場を懸念する市民グループのために講演し、おしみなく助言を与えた。彼は、目下ニューヨークのオフィスで、週に何千件もかかってくる電話を手際よくさばいている。

一九八二年　サミュエル・ミルハム博士

一九八二年、ワシントン州の疫学者サミュエル・ミルハム博士は、『ニューイングランド医学ジャーナル』誌で、電力会社の労働者は他の職業の労働者より白血病の発生率が二倍も高いと報告した。また、アマチュア無線技術者についても二つの研究を行ない、同じような結果を得た（その同じ年に、ワルトハイマーとリーパーは、家の中で強い電磁場に曝露した成人は、ガン発症率が高くなると報告した）。そのときからずっと、ミルハム博士は、ワシントン州衛生局慢性疾患疫学部長という肩書きで、電磁場の危険性を訴えつづけている。そのため、彼は電力会社側には友だちがいない。

「私は、良心をもって行動しようとしているのですが、受け入れられません。多くの広報担当者を訪ねたり、ガウスメーターを使っていろいろなところで計測しています。もし、家を購入しようとしている人が局にいる私に電話をかけてきたら、まず電磁場を測定し、二・五～三ミリガウス以下の物件にするよう言います。できれば、〇・五ミリガウス以下の方がいいと思います。米国とスウェーデンの研究では、二・一ミリガウスの電磁場が発生する高電流の配線は危険であると報告されました。もし、その近くに小さな子どもたちがいたら、私はその子たちにあぶないよと言います。先日、ある保育園から電話がありました。その保育園では、二〇～四〇ミリガウスの磁場が測定されたというのです。私は、壁をつくって子どもたちがそのそばに近寄れないようにしてください、と言いました。もし、私や私の孫があんなに電磁場の強い環境にいたら、さっさと逃げ出しますよ」

ミルハム博士に、電力会社側に何らかの変化があったと思いますか、と尋ねたところ、次のように答えてくれた。「民間の電力会社にはまったく変化がないと思いますが、公営の電力会社のなかには以前より責任をもって取り組み始めている会社もあります。電力会社はみな、この問題についてもっと知るために、真剣に話し合うべきなのです」。

実際、電力会社は、いまなおミルハム博士の最大のライバルである。ミルハム博士の助手パティ・ウォーラーは、ワシントン州衛生局電磁場調査作業委員会を指揮しており、次のように述べている。

「衛生局では、電磁場の危険性に関する質問に対して、三ミリガウス以上の電磁場は避けるよう答えてきました。最近、電力会社が、このような私たちの対応について州知事事務局に苦情をいったので、知事は私たちにこのような回答をやめさせようとしました。しかし、私たちは電力会社のような責任のがれはできない、と強く感じています。結局のところ、私たちには公衆衛生に対する責任があるのですから。(中略)私は、ミルハム博士のところで働いています。ミルハム博士直属の上司は、かつてUAW電力会社にいたので、ひどい目に会わされることはありません。彼はサムを応援しています」

一九八五年　ヒューストン訴訟

全米で起こった訴訟事件も、電力会社の注意を引いた。とくに、テキサスでの訴訟事件は、電力会社をひどく驚かせた。訴訟を決意した電力会社幹部は、この訴訟事件の結末に、おそらくいまも目まいがしていることだろう。一九八五年、ヒューストン電力は、クレイン独立校区を訴えた。電力会社が校区内の三校の近くに建設を予定していた、三四万五〇〇〇ボルト送電線の用地取得を教育委員会が拒否したからである。

同学区の弁護士H・ディクソン・モンタギューは、送電線による電磁場の危険性について信憑性の高い科学的証拠を集めることができた。陪審を納得させて電力会社に送電線予定用地の移転を命じてもらうだけでなく、損害賠償金として一〇万四〇〇〇ドルと、送電線を子どものいる施設のすぐそばに建設しようとした無責任な行為に対する懲罰的損害賠償金としてさらに二五〇〇万ドルを校区に支払うよう電力会社に求めた（電力会社は上訴し、損害賠償金は一四万ドルに減額された）。

上級法廷によれば、「この訴訟で問題となるのは、比較的新しい科学的関心事である。つまり、高電圧送電線からの電磁場曝露は、健康への影響もしくは危険性と関係があるかもしれない、という問題である。法廷では、このような生体への影響が検討され、関連する法律問題が論議されている」。電磁場の研究者三人が、校区側に立って証言した。ナンシー・ワルトハイマーは陪審に対して、おそらく生徒ががんになる確率は高まるでしょう、子どもがこのような危険にさらされるのは「確実」です、と証言した。ジェリー・フィリップス博士は、博士の研究室での研究によれば、電磁場を照射されたがん細胞は、照射されない場合に比べて増殖が早まり、かつ免疫機能に対する抵抗力が強まると証言した。ベイラー医科大学薬理学部長のハリス・ブッシュ博士は、送電線に電圧をかけるのは、電磁場が子どもの健康に与える影響を調べるための「意図的ではない観察実験」だと述べた。モンタギュー弁護士は、この訴訟の影響は非常に大きいという。

「電力会社は、とても困っていると思います。私たちは、送電線が人体に有害である可能性があるということを明らかにしました。現在、電磁場をめぐる訴訟が起こりつつある地域があります。個別の健康障害での損害賠償請求訴訟をおこす人々がますます増えています。しかし、予測がつくことと思いますが、このような訴訟をすると大変にお金がかかります。幸運にも、クレイン独立校区には、電力会社に立ち向かい、長期にわたる電磁場曝露が健康に害を与えうることを、十分かつ完全に陪審に説明できるだけの資金がありました。個人がこのようなチャンスに恵まれることは、まれです。しかしながら、このようなチャンスを与えられさえすれば、結果は明白です」

この裁判の判決の三年後、一四三名の不動産所有者が、ニューヨーク州電力公社に対して集団訴訟を起こした。マーシー・サウス送電線建設によって「がん回廊」ができ、土地の価値がなくなってしまった、と訴えたのである（第一章参照）。さらに一年後、ワシントン州シアトルで、ボーイング社に長年勤めていたロバート・ストロムが訴訟を起こし、自分が白血病になったのは、仕事中に曝露した電磁放射線が原因だと訴えた（ストロムの裁判は、一九九〇年秋に五〇万ドルで和解した。また、ボーイング社は、社員の健康診断を行ない電磁場による健康への影響を常にチェックしなければならない、という追加規定を定めた）。

一九八九年　OTA報告

一九八九年、米連邦議会技術評価局（OTA）は、「電力周波数電磁場の生体効果」に関する研究を依頼した（これは、「電力の運搬と扱い」に関するOTA評価報告の参考資料として利用された）。一〇二ページにもなる報告書を作成したのは、カーネギー・メロン大学工学・公共政策学部の著名な二人の物理学者であるグリンジャー・モーガンとインディラ・ナヤルと、同学部の研究員H・キース・フロリグだった。報告は、いままでの電磁場研究を見直した後、次のように結論づけている。「現在、入手できる科学の質は極めて高度である」「このような証拠が出てきた以上、電磁場は危険ではないと絶対的に断言することを、もはや認めるわけにはいかない」。

OTA報告は、電力会社に対し、世論の流れには大きな変化がさし迫っており、いままでのような商売をつづけることはできない、ということを思い知らせたはずだった。しかし、現実には、電力会社はその保守的な方針を変えることなく、送電線に関して何も心配することはないと住民に対して主張した。

一九八九年、またひとつ重大な画期的事件が起こった。この年、ジョンズ・ホプキンス大学の疫学者ジェネヴィエブ・マタノフスキーが、四年間かけた研究を報告した。これは、さまざまな周波数の電磁場を曝露したニューヨーク州の電話会社従業員五万人を調査したものである。大量に曝露した労働者は、がん発症率が高いこと――通常の発症率の七倍にもなることもあった――とくに白血病とリンパ腫についてそうであることが、この研究で明らかになった。マタノフスキーの研究で最も重要な発見は、おそらく電磁場曝露とがんの線量―効果関係だろう。つまり、最も多く曝露した労働者には、他の労働者に比べて二倍近いがん患者が含まれていたのである。

この同じ年に、サビッツ、ルーミスは、一六州にわたる職業別死亡率に関する大規模な研究の報告を行なった。この報告によれば、電気関係の職業に就いている労働者は、脳腫瘍になる危険性が非常に高いということが分かった（一九八五年にさかのぼると、サビッツは、一一職種の労働者の研究を再検討し、電磁場にさらされている労働者が白血病にかかる危険性は、さらされていない労働者の一・五倍である、と報告した。これには、曝露量と病気の発症率の相関関係を示す証拠があった）。

しかし、一九九〇年は、まさに転換の年だった。この年、相当数の専門家が健康に対する電磁場の有害性を警告していることに、ようやく市民が気づき始めたのである。さらに、危険の源は、はるか遠くにあるのではなく近くの送電線にあるということが、分かってきた。

調査記者ポール・ブローダーの電磁場問題に関する総合的記事が、一九九〇年夏の『ニューヨーカー』誌に掲載され、多くの読者がこの新事実に驚いた。ブローダー記者の記事がきっかけとなって、その後、新聞や雑誌、ときにはテレビ番組が、せきを切ったように電磁場問題をとりあげるようになった。このころには、電磁場――そして、ありうるであろう電磁場の健康への危険性――の問題をニユースにするような研究が次々と報告されていた。

一九九〇年　米環境保護庁（EPA）報告

電磁場にさらされても何も心配することはない、といって公衆を説得しようとしていた人たちにとっては、おそらく最悪の事態が、一九九〇年に起こった。この年EPAは、現在入手可能な電磁場に関する論文の総合的再検討に着手する、と決定したのである。無線周波数の電磁波やマイクロ波といった放射線は有害かどうかを調査するよう議会から圧力がかかり、この調査が行なわれることになった。EPAの科学者たちは、超低周波電磁場の研究も再検討することにした。

EPAは、連邦政府機関であり、健康を脅かす環境問題について、市民に警告する責任がある。電磁場問題にかかわり懸念を持ったEPA職員は、現在入手可能な電磁場研究を再調査した一五〇ページにわたる報告書『電磁場によるがん発生の可能性の評価』が完成するやいなや、市民に警告しようとした。しかしその努力は、ある一致団結した誹謗者のグループによって握りつぶされてしまった。このグループは、ホワイトハウスにまでつながっていたのだ。

一九九〇年十二月、この再検討報告書に携わったEPAのベテランのスタッフ科学者デイビッド・ベイリスは、政府がこの報告書を公開しないでおこうとしていることにいら立ち、その草稿を報道機関にそっと流した。ベイリスは、記者に以下のように話した。国防総省とホワイトハウスは、過去一年間に二度、報告書について口をはさんだ。まず、科学顧問のF・アラン・ブロムリーは、電磁場を

B1級発がん性物質（考えられうるがんの原因のこと。たばこは、B1級発がん性物質）とした当初の指定を削除するようEPAに圧力をかけた。次にブロムリーは、表向きは、検討のためだといって報告書を取り上げ、六カ月間近く公開せずにいた（ブロムリーは、「公衆を不安に陥れたくなかった」と説明し自らの行為を弁護している）。ベイリスをはじめ科学者たちは、自分たちの警告が公《おおやけ》にされることはないだろうと考えた。

他の人々も同じように考えた。イギリスの権威ある医学雑誌『ランセット』の一九九一年三月二日号（三三七号）五四四ページに、J・B・シビソンは次のように書いている。

「大きな反対理由は、この報告書が『不必要に公衆を不安に陥れるかもしれない』ということだった。つまり、科学的見地ではなく社会的見地からの反対である。たとえば、米空軍は、建設中の緊急通信網による非電離放射線に対する市民の抗議に対処しなければならない。『もし（EPAの）報告書が公開されれば、社会不安がまきおこり、空軍の計画の将来性と予算に深刻な影響が出てくるだろう』と空軍報告書に書いてある。電力産業界も同じ問題をかかえている」

もし、ベイリスがいなかったら、一般の人々が、EPAの電磁場に対する懸念を知ることはなかっただろう。多くのマスコミに引っ張りだされたベイリスは、現在のところ最大規模の電磁場研究に関する再検討の結果と、連邦政府が現在も行なっている電磁場問題の隠蔽を明らかにした。事実、この隠蔽は、いまなお行なわれている。報告書は、最終的に完成した形では、未だに公開されていない。

米環境保護庁電磁場調査グループのメンバー、ドレーン・ヒル博士は、再検討報告書作成者のひとりでもある。博士は最近、以下のように語った。

「ある意味で、報告書は事実上一般の人々に公開されている、といえます。そのため、かなりの政治的、科学的論争が起こりました。報告書をめぐって論争がまき起こったおかげで、ついに電磁場問題が人々の関心を引いたのです。いまはおそらく、電磁場研究は、受けるに値するだけの資金を得るでしょう。高官や学識経験者をまきこめば、必ず事は起こり始めるのです。この報告書以前には、電磁場は、問題とされていなかったのですから」

環境保護庁は、電磁場曝露とがんの相関関係に関する研究の中で、一九九〇年以前に完了していたものを再検討した。再検討した研究のなかには、住宅地域での子どもや大人に関する研究が六件、電気関係労働者に関する研究が三〇件以上、小児がんの発生率と患者の父親の電磁場曝露との関係についての研究が二件、その他実験室での研究が何百件もあった。再調査で明らかになった点として、その一部に次のようなものがある。

「住宅地区の六〇ヘルツ配電設備がつくりだす磁場にさらされている子どもたちに発生する白血病、リンパ腫、神経系のがん研究が複数件ある。また、電力周波数磁場曝露や職業別の研究があり、大人についても子どもの場合と同じような研究結果が出ている。研究結果には、一貫したパターンが見られるが、磁場とがんの因果関係が証明されたわけではない。(中略) おびただしい数の生物学的テストによって得られた証拠から、磁場は、がんを引き起こし得るいくつかのメカニズムと関係のある生体効果を誘発することが分かった。

ある種のがん——白血病、神経系のがん、そしてこの二つのがんほどではないがリンパ腫——と、磁場曝露との間には因果関係があるという確かな証拠が、小児がんの研究から出てきている。(中略) これらの研究のうちの二件で、二～三ミリガウス以上の磁場に曝露していた人々のなかにがん患者がいたが、それ以下の磁場ではいなかった」

「証拠重視の研究方法」という報告作成者の表現を使って、再検討報告書は次のように結論づけた。「(電磁場と小児がんとの) 因果関係があるという証拠は、偶然とはいえないほど強力なものではあるが、因果関係の証明としてみなされるほど強力なものでもない」

環境保護庁が電磁場はがんをひき起こすと考えている、ということを国中の報道機関はいっせいに報道した。『ボストン・グローブ』紙は、一九九一年一月十四日付の紙面で以下のように述べた。

「連邦政府による調査は、送電線による磁場はがんを引き起こす『可能性がある』とし、問題解決のために米国全体で至急取り組むよう求めた。(中略) 環境保護庁は、いくつかの研究が住居のそばの送電線とがんの『因果関係を示す一貫した反応パターンを報告している』と結論づけた。報告草案には、『電磁場とある地域に特徴的ながんには関係性がある』と明記されている」

ポール・レーバンの記事（一九九一年一月十四日、ワシントンDC発、AP）にはこう記された。

「電磁場と小児白血病及び脳腫瘍には因果関係があるとするEPA報告が、来週発表される予定。ホワイトハウス科学顧問が報告の発表をのばしのばしにしていた」

『タイム』誌の記事（一九九〇年十二月二十四日、六七ページ）にはこう記された。

「環境保護庁は、政府側としては現在のところ事実上最も深刻な警告を発した。環境保護庁はためらいがちに、科学的証拠から超低周波電磁場と白血病、リンパ腫、脳腫瘍には何らかの『因果関係があると考えられる』と結論づけた。（中略）（この報告は）身の周りにある六〇ヘルツ磁場は、『まだ証明されてはいないものの、人のがんの原因となりうる』としている」

ベイリスは、報道機関に情報を漏らしたため懲戒処分された。彼は次のように説明した。

「環境保護庁の科学者のなかには、現政権の電磁場問題への対処の仕方に賛成でない者もいることを知ってください。私たち環境保護庁の科学者には、ホワイトハウスから圧力がかかっているのです。電力会社は現政権の最大の支持者であることも知ってください。また、空軍は全国にレーダー網を広げている最中なので、その建設工事を中断されるのでは、と心配しているのです。みな、経済的な側面がおびやかされることを気にしているに違いありません」

ベイリスは、環境保護庁内の他の科学者も、電磁場の明らかな有害性を懸念している、と語る。

「二ミリガウス以上の電磁場に曝露している子どもは、健康を害する危険が高いことを示す疫学的データがとくに気になっています。たとえ、因果関係を示す決定的なデータがなくても、このデータの重みが私たちの懸念は当たっていることを説明しています。人々は、電磁場に曝露することは危険であると気づくべきです」

いかなる危険が問題になっているのだろうか。再評価報告書への批判派は、この調査で明らかになった危険はそれほど深刻なものではなく、統計上、懸念を証明できるほどではない、という。また、実際の曝露の度合いを誤って分類したために、「片寄った」結果が出てしまったのかもしれない、と指摘する。しかし再評価報告書は、曝露の度合いをでたらめに分類すると相対危険度はゼロに近づく傾向がある。つまり、より正確に測定すれば逆に危険度はより高くなると指摘している。

ベイリスは次のように説明した。

「危険度にわずかな増加しか見られないからといって、危険がないわけではありません。私たちがまだ電磁場だけの危険度をわり出せないだけなのです。いまのところ、小児がんについては、わずかに危険性の増加がみられます。あちこちに安全だとふれ回るなんて無責任だと思います。私にいわせれば、いま警告をせずに安全だとふれまわることは、公衆衛生に責任ある立場の者がすることではない」

曝露量測定に関して、カーペンター博士は注意を促している。「これらの研究はすべて、子どもが家の中にいるという想定でのみなされている。したがって、危険性はたぶん、はなはだしく過小評価されているだろう」。

しかし、これでEPA報告をめぐるたたかいが終わったわけではなかった。そのとき以来、委員会から次の委員会へと再検討が継続されている。その間も、政府や電力会社は、報告書の公開を遅らせたり、報告書を葬り去ろうとしたのだが。この春、科学的再評価委員会の委員が任命された。このときブロムリーは、電力会社側に立って証言した経歴のある保守派や科学者を大勢推薦するという、不正工作を試みた。激しい争いの後、中立的な再評価委員会委員が任命された。七月、専門委員会は、報告書はすばらしいものである、との結論を出した。しかし、八月にテキサスで開かれたホワイトハウス直属科学補佐委員会の会議は、電力研究所（EPRI）と補佐委員会の保守派に牛耳られていた。会議では、報告書は「一方に片寄っている」と非難され、作成者は報告書を書き直すよう指示された。また、EPRIの委託でジョージ・ハッチンソン博士が作成した。五〇ページの再評価報告書に関心が集まった。ハッチンソン博士は、電磁場曝露とがんの関連性を示す証拠はひとつもないと、結論づけたのである。

「電磁場の研究をしたこともないベイツ（バンクーバー出身のデイビット・ベイツ）とクラーク・ヒース、そしてEPRIに雇われている御用聞きが、報告書に片寄りがあるとして私たちを非難するのには驚きましたよ！」とベイリスは言う。「彼らはF・アレン・ブロムリーからホワイトハウスの指示を受けており、この問題を沈めるよう命じられたのです」。サン・アントニオ会議以前、EPAの職員らは、ハッチンソン報告書について何も知らなかった。ベイリスは、次のように説明する。

「EPRIは、ハッチンソンに金を払ってこの再評価報告書を書かせたということが、最終的に明らかになりました。私たちは、会議終了まで、この報告書を入手することさえできませんでした。研究を再評価して因果関係を否定するのは、非常に困難です。証拠があまりにもたくさんあるからです。私たちは、ハッチンソン報告書を手に入れました。彼は、因果関係を否定するためのつまらない研究ばかりを正しいものとして扱っていました。企業が資金を出した研究の多くは、結果がシロと出るようになっていて、後で、何も影響はないという証拠に利用されるのです。私たちは、チャーリー・プール（マサチューセッツの「疫学的手法」というグループに所属）に依頼して、ハッチンソン報告書を再評価してもらいました。彼は、ハッチンソン報告書に極めて批判的です」

プール博士は、ハッチンソンが用いたタイプの統計分析の有効性には疑問がある、と言った。「私の見解では、この報告書は統計の練習のようなものです。ハッチンソン博士は、さまざまな研究を寄せ集めて、自分の研究結果をつくり出したのです」。

ＥＰＡの放射線研究部長マーチン・ハルパーによると、再評価された報告書は、事実上、ＥＰＡ報告を補強するものとなった。「この種の研究にしばしば見られる弱点は、交絡因子（研究・調査対象となっている病気をもたらす他の要因――訳注）です。しかし、二つの報告書には共通の交絡因子が確認されなかったため、いまある証拠を無視できなくなったのです」とハルパーは述べている。もう隠蔽はやめるべきだとベイリスは考えている。

「ホワイトハウスと政府の規制機関とのつながりはなくすべきです。私たちは、この問題に取り組んでいますが、もうどうにもならないことが分かってきました。現在、私たちのグループの科学者は、全員博士号をもっています。私たちは、かつて発がん性物質検討委員会の委員でしたが、まったく力がありませんでした。委員会は、政治的に任命された人ばかりが委員をしており、その多くは文学士であり科学の心得がありませんでした。そんな委員が、いまＥＰＡを弁護しているのです。この現状には本当に失望しています。

アメリカ国民は、磁場にさらされて生活するのは危険かもしれない、ということを最低限知らされるべきです。そして用心すべきなのです。電力会社は、子どもたちの周囲から磁場をなくすべきです。新しく学校を建てようと計画している地域社会すべてに高架送電線の下には建築しないよう、また、まず磁場を測定するようＥＰＡが率先して警告すべきです」

しかし、現実はかけ離れている。この論争の後日談として、ベイリスと彼の同僚は、最近報告書を全面的に書き直し、さらに「利害関係者全員」にチェックしてもらうよう、指示されたのである。「もし、電力会社の同意を得なければならないのなら、結局問題をごまかすことになるでしょう」とベイリスは主張する。「私たちが言っていることを変えさせようと、彼らは右往左往するでしょう。いままでにも、同じようなことがありました。ある製品が危険だと言われるなんてことは、いくらでもあるんですから」

しかし、ＥＰＡ論争の最中に、予想もしなかったことが起こった。電力会社出資の研究で、電磁場とがんに関する現在のデータは、大きな成果であると認められたのである。

一九九一年　ジョン・ピーターズ

九〇年代に入って発表された、学界の者みんなが待ちわびていたこの重要な研究は、一九八六年に電力研究所から資金を得て行なわれた。それは、小児白血病と電磁場に関する大規模な疫学研究で、南カリフォルニア大学（ＵＳＣ）予防医学部のジョン・ピーターズ博士が行なった。ピーターズ博士の研究は、ワルトハイマーとサビッツのデータを、研究対象人口の数、細心の注意を払った研究計画、さらに子どもの家庭での二四時間電磁場測定といった事実から、その成果を高く評価するだろうと思われた（ワルトハイマーの電流配置コードは、依然として危険度の優れた指標であることがわかった）。

一九九一年の初め、ピーターズ博士がカリフォルニア州カーメルでの電力研究所（ＥＰＲＩ）の非公開会議で、準備段階の報告書を発表した。発表前には、博士はいままで行なわれてきた研究をくり返すつもりだろうとのうわさが流れていた。このニュースは、科学界にかなりの動揺を引き起こした。ピーターズ博士は電力会社とのつながりはあったが、慎重な科学者で、かつとても誠実な人物として知られていた（ピーターズ博士の研究のうわさは、この年の初めから広まっていた）。テキサス州でのEPRIの会議では、高圧送電線のそばの家を買うかどうか、全員が投票させられた。ピーターズ博士は、その中でただひとり「買わない」と言った。一九八六年のカナダでの会議でも、同じようなことが起こっていた。そのときは、EPAの科学者リチャード・フィリップスが、出席者全員に向かって、高圧送電線用地のそばの住宅はけっして買わない、と宣言した。

カーメル会議で、ピーターズ博士は、まさに予期された通りの行動に出た。博士は、高磁場にさらされると、小児白血病になる危険性が二・五倍になると報告した。また、ヘアドライヤーと白黒テレビを頻繁に使用する子どもは発病の危険性が二倍になる、と報告した。

EPRIは、世界最大規模の電力会社のコングロマリット（複合企業体）である。EPRIは、カリフォルニア州パロ・アルトに本部を置き、多くの電磁場研究を支援できる資金をもつ。しかし、EPRIは自ら出資した研究の結果が気にくわないことがある。また、人々を誤って理解させる主張を発表したり、電磁場の有害性を示すようなデータは公開しなかったりして、電磁場の危険性の問題を分かりにくくするために、大金を費やしてきた歴史がEPRIにはある。カーペンター博士をはじめとする科学者は、EPRIにはいかなる電磁場研究にも資金を出させたり、それについて報告させたりしてはならない、と何度も社会に対して主張してきた。

カーメル会議で、ＥＰＲＩは本性を現わした。会場からマスコミをしめ出し、ピーターズ博士がインタビューに応じられないようにしたのである。ピーターズ博士に対する「箝口令」は、一九九一年十一月、博士の報告が『アメリカ疫学ジャーナル』誌上で発表されるときまでつづいた。ピーターズ博士は、電磁場問題について討論するのは気がすすまなかった。実は、非電離放射線に関するエネルギー省の年次報告が十一月初めに出たのだが、その中でピーターズ博士は電磁場について爆弾的な発表をしたため、ひどい目に合っていたからである。

ピーターズ博士と、国立労働安全衛生研究所（ＮＩＯＳＨ）のジョセフ・ボウマン博士は、ピーターズ博士のデータを独自に分析してすばらしい発見をした。つまり、地球の静磁場と人工の六〇ヘルツ変動磁場との、特定の組み合わせで曝露すると小児白血病になる危険度が高くなったのである。ボウマン、ピーターズ両博士は、二つの磁場を組み合わせることによって、白血病の危険度が高まることを示す線量―効果曲線を得た。報告された、静磁場と交流磁場を組み合わせたときの危険度は、いままでに報告されていた危険度に比べてはるかに高かった。小児白血病になる危険度は、以前報告された値の二～二・五倍から六倍、ときには九倍にまであがったのである（地球磁場のある二種類の周波帯に位置する家に住んでいて、かつ六〇ヘルツの高磁場にさらされている子どもは、白血病になる危険度が九倍も高くなった）。

疫学的データと、静磁場と変動磁場が組み合わさることによって引き起こされる生体効果について実験室で行なわれた研究が、ピーターズ、ボウマン両博士の研究のおかげで結びつけられた。ボウマン博士は、二人がいかにして結果を得るに至ったかを、次のように説明している。

「疫学者たちは、『何が起こっているかについて言明してください。そうすれば私たちがその真偽を判断しましょう』と言いました。それで、私たちは実験室で直流を調べました。科学的には、疫学的研究の結果は決定的とは言えません。なぜなら、実際に特殊な効果を引き起こす照射の測定基準が使われていないからです。私たちは、上向きの線量―効果曲線を探していました。そして、(六〇ヘルツ)交流磁場と(直流の)静磁場を合わせたとき、その曲線を見つけ出したのです」

このとき初めて、電磁場曝露とがんの線量―効果関係が立証されたのである。

興味深いことに、その年の十一月に発表されたピーターズ報告は、地球磁場の大きさについて言及せず、上記のことは何も書かれていなかった。当初から研究結果を軽視してきたEPRIが、この事実にからんでいると推測するのは難しいことではない。カーメルでの春季会議の直後、すなわちピーターズ博士が予備段階の研究報告を発表した直後、EPRIは電磁場の危険性を控え目に書いた一連の記事をばらまいた。しかし、こんなことではマスコミは警告をやめなかった。翌日、国中で次のような見出しがおどった。「磁場曝露により、白血病になる危険性が高まるとの研究結果」「磁場が白血病の原因」「磁場が小児がんの危険性を二・五倍にする」「白血病と家庭電化製品」。

新聞の電磁場に関する一連の記事のなかに「南カリフォルニア大学が、小児がんと電磁場曝露について行なった研究での初めての結果に対するEPRIのコメント」というタイトルの要約があった。

この記事では、既得権益をもった団体が、「誰も処理したがらない扱いにくい問題」から生じる損害を抑えるための格好の対策技術が示された。

最初の段落では、カーメルのワークショップで出た「中間報告」は、「予備的なものと考えるべきであり、修正が必要」と警告している。データが当局にとって望ましいものになるまで、統計的に修正、再構成するというのは、科学的データを偽って伝える際の常套手段なのである。

この記事全体を通じて、電磁場とがんには何の相関関係も見られない、という否定的な研究結果が強調されており、一方で電磁場とがんの相関関係が示された肯定的な研究結果は軽視されている。最大の発見や電力業界に最も損害を与えそうなこと――つまり、測定された磁場と白血病の危険性との因果関係を立証する発見――は、以下の一覧の中で隠れてしまっている。

「結論は以下の通り。私たちのデータは、測定された電場曝露と白血病との危険度の関連性について、まったく支持していない。測定された磁場曝露と白血病の危険度との関連性については少し支持する。配線の仕方と白血病の危険度との関連性については、ある程度支持する。子どもに関して、家庭電化製品と白血病の危険度との関連性についてはかなり支持する」

測定された電場曝露と白血病に関する情報には、誤解を招きそうなところがある。いままで、がんの原因として電場を考えた人はおらず、磁場のみが問題になっていたからである（「電磁場」とは、電場と磁場の両者を合わせて呼んだ用語）。疑い深い人でなければ、報告書にまんまとだまされて、電磁場

（すなわち電場と磁場）は危険ではないという御墨付きが出たのだ、と考えるかもしれない。それは、事実ではないのだが。

その次のページにもまた、誤解を招くまぎらわしい表現が出ている。「南カリフォルニア大学研究チームは、小児がんと電場曝露量との間にいかなる因果関係も見いだせなかった」。明らかに、これは人々を混乱させるのが目的である。

この報告書は、研究結果を控え目に報告しており、ここでもまた人々の混乱を招いている。「電気関係労働者にがんの増加が見られたという研究もまた、複数ある」。実は、この報告書が書かれた時点までには、三〇件以上の職業に関する研究で電気関係労働者のがんには有意の増加率が確認されていた。その上、多くの研究で強い電磁場に曝露した労働者は、他の職業の労働者に比べてがんによる死者が二倍も多いと報告されている。

EPRIはデータを軽視したいかもしれないが、ボウマンとピーターズのデータは、電磁場とがんの問題をまったく新しい土俵にほうりこんだのである。かつて、批判派が、発病の危険度の増加は小さい――予想発病率の二～二・五倍――と指摘し研究結果を退けようとした。しかし、EPAのカール・ブラックマン博士が最近語ったように「観察された危険度が一〇に近づけば、疫学者たちは真剣に関心を持ち始める」。そして、公衆衛生関係の官僚や規制当局も関心を持つだろう。ピーターズ―ボウマン報告は、電磁場に関係のある分野にいるほとんどの人々の関心を引いたのである。

ニューヨーク州立大学公衆衛生学部長であるデイビッド・カーペンター博士は、次のように述べた。「問題解決へのこの新しい糸口は、未だかつてなかったほど衝撃的です。なぜ電流配置コードの方が磁場測定よりうまくいったのかについて、多くの混乱がありました。現在では、正しく測定していなかったためとわかりました。たいへんな強い磁場による影響が出ており、これは研究室での実験結果とまったく矛盾しないのです」。

ロバート・ベッカー博士は、以下のように指摘した。

「地磁気と人工の六〇ヘルツ磁場との間に起こるサイクロトロン共振の概念と、人体に有害な作用とを初めて結びつけたという点で、これは非常に有意義であるといえます。私たちはおそらく、物理学者たちがずっと訴えていた作用のメカニズムを、いま手に入れたのです。（中略）これでなぞは解けました。つまり、地磁気と人工の周波数磁場との間のサイクロトロン共振関係が、人間の細胞活動と病気にたいへん重要な役割を果たしているのです」

議論はつづいているが、ひとつだけ明らかになったことがある。つまり、私たちはみんな、電磁場問題を真剣に考えねばならないということだ。子どもに関してはとくにそうである。私たちの周囲のいたるところにある六〇ヘルツの人工の電力源には、がんやその他の病気を引き起こす重大な危険性があると示す証拠が、たくさんある。現在、真の科学者たちは、研究に研究を重ねて真実を見極めようとし、また電磁場を有害と考える人々と無害と考える人々は、間近に迫った論戦に備えている。「電磁場問題に対していま、私たちは何をすべきなのか？」ということが、私たちにつきつけられている問題なのである。

第四章　研究が示すもの

私は、電磁場が影響がない、あるいはとてもあり得ないという神話から、生体に影響がある、という形に知見が変化したのを見てきた。同様に、胚の発生や胎児の成長にかかわる、いくつかの考えられる影響に関する変化も見てきた。私は、かねてから電磁場の曝露は最小限に止めるべきであり、人々は結果がどうなるかに気づくべきだ、と主張してきた。あなた方は、賢明な態度をとるべきである。絶対に血塗られた送電線の下に立つべきではない。（ウェンデル・ウィンタース博士、テキサス大学保健科学部）

この分野で研究を行なっている研究者や医師を含めた、科学者の世界でのかなりの部門で、また公共の保健機関においても、十分な研究が行なわれ、電磁場が危険であることが示された（最後にそれらの研究の詳細なレビューを掲載してあるので参照のこと）。どのように影響があるかについて、私たちはすでに多くの事例を知っている。とはいえ、もっと深く知ることが有意義であるのも確かだ。デイビッド・カーペンター博士は、ニューヨーク州立大学の公衆衛生学部長であり、ニューヨーク州送電線研究プロジェクトのチーフでもある。同博士は、この問題のすべてを見渡した上で次のように述べている。

「今日に至るまで行なわれた十分な科学的研究に基づけば、私は、電磁場曝露とがんとの関係については明らかな証拠がある、と思っている。この証拠が、極めて濃厚な疑いから『証明』に移行する時点を特定する作業は大変難しい。適切な例として、たばことがんの関係がある。喫煙は、ここで私たちがぶつかっている問題のよい前例になるであろう。喫煙ががんを引き起こす証明を得たのはいつのことだろうか？　その時点を指摘することは難しい。激論が何年にもわたって闘わされた。事実、たばこ産業に関わる人たちが存在するところでは、その論争は未だにつづいている。いますぐ、どのような段階をふまえようとも、個々人に合う形で、これ以上その生活に損害や破滅が訪れないように、電磁場への全身曝露を少なくするように、と私は訴える。私たちはもはや、何が危険であるかを教えてくれるこれ以上の研究を必要としない」

電磁波とがんとの関係を証明した基本的な項目は次の通りである。

一、がんの発生率を調べた疫学調査は、送電線が住宅の脇を通っているケースについて調査し、そして送電線からの六〇ヘルツの電磁場が二ミリガウスを超えて曝露した人々の間で、がんになる危険性が非常に高くなることが、一貫して報告されている。子どもを対象にした七つの調査研究が示す、大変に広く受け入れられているデータによると、電磁場への曝露が三ミリガウスを超えると、白血病、リンパ腫、脳腫瘍になる危険性が増大することが報告されている。その手掛かりとなったある研究によると、地磁気と交流磁場の相加作用（二つ以上の要因が重なり合って影響を及ぼすこと――訳注）が、交流磁場だけの場合よりも、小児がんの危険を増幅させていることが報告されている。いくつかのケースでは、その危険性は六〜九倍になっている。またいくつかの研究は、特定の家電製品——電気毛布、ウォーターベッド、ヘアドライアー、白黒テレビとがんとの関係を指摘しており、妊娠した女性が用いた場合、その子どもにもがんが起きやすくなると報告している。

二、四〇を超える職業上の曝露の研究で、電気に関連した職業とがんとの関係についても、これまでの子どもを対象とした研究結果を支持する結果が出た。仕事で強い電磁場に絶え間なく曝露された場合、ほかの職業に就いている者に比べてがんでの死亡率が有意の差をもって増加していることが報告されている。この職業上の曝露に関わる研究でも、子どもの研究で報告されたものと同じタイプのがんが増加していることが報告されている。また、電気に関連した職場で働く労働者の、その子どもたちの間でも脳腫瘍が増加しているという多くの研究がある。このことは、父親が電磁場に曝露するとその子どもにも遺伝的な影響があることが、まだ証明まではいかないが、示唆されていることになる。いくつかの職業上の研究は、電磁場に強く曝露した労働者の間に男性胸部がんが多いことを報告している。

三、生体(動物)実験によって、六〇ヘルツの磁場曝露と腫瘍の増殖との間には関係があることが示された。

四、組織や細胞を用いた研究をしているきちんとした実験室は、電磁場が、発がん性を示唆する数多くの生体効果を誘導することを報告している。

以上の研究は、磁場曝露がもたらす災害であり、電場がもたらすものではないことを思い起こして欲しい。そのことは、それまで文献で登場する多くの研究が電場しか試験していないことを考えたとき、大変重要である。ロバート・B・ゴールドバーグ博士は、『メディカル・ハイポシシス』誌で次のように指摘している。

「一九八〇年代後半に始まる実験以前に行なわれた、動物を用いた大規模な曝露実験のほとんどが、健康被害と高圧送電線との関係を評価する際に、磁場がないか、あってもわずかしかない電場系のシステムを用いるよう設定されていた。そのため必然的に、疫学的なデータによっておかしいと思われたものについても、通常は、病理学的なスクリーニングで否定的な結果となった。[にもかかわらず、磁場曝露に焦点を当てた新しい研究が、肯定的な結果をもたらした反動から、これらの否定的な研究に対する特別な関心も継続することになった。」

生体が磁場に曝露されたときに起きること、とくに磁場ががんを引き起こすことについて理解したいと思うならば、私たちは「発がん」、つまりがんの起こり方についてもう少し理解する必要がある。

がんを引き起こすことを支持する証拠

一九八九年に環境保護庁（ＥＰＡ）は、電磁場への曝露が潜在的にがんを引き起こすという十分な証拠を集めた一五〇ページの文書を発行した。その報告の中で用いられている言葉のいくつかは、不必要なほど曖昧にぼかされている。「実験室での研究を考慮すれば、人間にがんをもたらすかについては、信じるに足る理由があり、少なくとも生物学的にはあり得るといえる」。

今日、きわめて多くの専門家が、磁場に包囲、曝露されるとがんが増えると信じている点を、心に留めておいてもらいたい。疫学的な証拠が増えつづけていることに加えて、実験室での多くの研究が、培養されたがん細胞を送電線がもたらす程度の強さの磁場にさらすと急激に増殖すると報告している。ある研究によると、およそ数時間で細胞が二〜三倍になったという。いくつかの報告はまた、磁場がナチュラル・キラー細胞の攻撃力を抑えるため、腫瘍の壊死が妨げられることを見いだしている（電磁場は、いったん突然変異を起こした細胞ががんにならないように働く私たちの体の防衛力を、なんらかの形で妨げるようだ。そのことが、証拠としてはまだ乏しいものの、電磁場を避けたいと私たちが考えるうえで、重大で十分な主張になっている）。

これらの研究者のほとんどは、磁場ががんのイニシエータではなく、プロモータとして作用していると考えている。この考えは、六〇ヘルツの電磁場のような超低周波放射線が遺伝子突然変異を起こすだけの十分なエネルギーを持っていないという、一般的な確信にある程度基づいている。つまり、電磁場は、がんのイニシエータとはちがって、実際に細胞の中に入り、DNA（デオキシリボ核酸）の化学結合を破壊して、突然変異を起こすことはできないということである。

いったん、電磁場ががんのプロモータとして作用すると考え始めると、多くの事柄が明瞭になってくる。一例として、電磁場をプロモータとして理解すると、職業上の電磁場の影響に関する研究について化学的な交絡因子を取り上げて批判するあらゆる根拠に対して、反論することができる。その化学的な交絡因子とは、研究で報告された影響は他の化学物質がもたらしているに違いない、という類いのものである。このモデルでは、電磁場と他の化学物質が一緒になって病気を引き起こすよう作用している、といえる。

一九九〇年八月の電気電子技術者協会（ＩＥＥＥ）が発行する『スペクトル』の中で、インディラ・ネールとＭ・グランゲール・モルガンは、「電気産業におけるがんの原因が、化学物質のような他のものだったとしても、電磁場はその働きを高めるかもしれない」と（いう強調をつけ加えて）述べた。もちろん、あなたが疾患の仕組みを理解するや、すべてのことが徒労だったことが分かる。いったん、他の要因で細胞ががん化したとしても、電磁場に曝露されると、その増殖のスピードはより増幅されることになるからだ。

電磁場の影響についての多くの報告は、疾患の細胞レベルでの生化学的な過程と電磁場との関連を指摘している。その影響とは、有糸分裂での変化、細胞の急激な増殖、ホルモンの産生、カルシウムの流失、ＯＤＣ（オルニチン・デカルボキシラーゼ）活性、そしてメラトニンの産生を含んでいる。

がんについての専門用語

「がん」は、ほとんど限界を知らずに成長する悪性腫瘍によって示される疾患である。「発がん」とはがんの産生に関わる過程である。ある種の電離放射線——ガンマ線、核放射線、エックス線は、すべて細胞の中に入り込むことができ、化学結合を破壊する。そしてたばこの煙、アスベストのような「発がん物質」と呼ばれる特殊な化学物質も、がんを引き起こすことで知られている。したがってこれらの化学物質については、疾患にかかる危険性を少なくするためにも避けるべきである。

がんに至る悪性腫瘍の生成過程は、実はただ、正常な細胞がその成長で重大なしくじりを犯す過程である。すべての生物は、その組織や臓器において、正常な細胞の成長や分化――「有糸分裂」――の過程で、新しい細胞を生産、再生産して、死んだり磨耗した細胞と置き換えていく。細胞は有糸分裂で、分割され、「娘細胞」と呼ばれる二つの新しい同一の細胞、すなわち「クローン」をつくりだす。親細胞では、有糸分裂に先立ってDNA分子が複製されなければならない（DNAは細胞の核にあり、細胞のためのすべての遺伝情報を持っている）。したがって、それぞれの娘細胞は親細胞の核にあるDNAから、まったく同じDNAのセットを受け継ぐことになる。それらのDNAには「遺伝子」があり、遺伝暗号の貯蔵所になっている。すなわち個人の特徴や性格を受け継ぐための設計図（＝青写真）の役割を果たしている。遺伝子は、たとえば髪の毛の色といった、特定の細胞や器官の機能を指示し、生物種の細胞の特徴を支配している。

このようにして受け継がれた特徴や細胞からの命令のすべては、RNA（リボ核酸）分子によって伝えられる。そのRNAは、DNAによってつくられ、あらゆる化学的な指示を行なっている。

この細胞分裂と同じ過程が、がん、すなわち腫瘍組織の中でも起きている。腫瘍は単に、なんらかの形でコントロールを失った細胞の再生産である。腫瘍は無秩序に複製し、病気の進行に応じて体中に拡大、すなわち「転移」する。この病気に関しては、多くのことが未だにミステリーであるにもかかわらず、私たちは、この細胞分裂がコントロールを失う過程が化学的因子との接触や電離放射線が引き金になって起きることを知っている。がんの進行は、「イニシエーション」と「プロモーション」という二つの段階から成り立っていることは、知られている。

がんの進行における二つの段階

第一段階、イニシエーション

がんの第一段階は、細胞の核にあるDNAが、核放射線やエックス線、ダイオキシンのような化学的発がん物質によって、なんらかの形で傷つくことで起きる。この曝露は、細胞の「突然変異」、すなわち変化を引き起こす。突然変異の時点で、細胞の中のDNAがもつ遺伝情報は、修復不能な傷を負うことになる。細胞分裂を支配している細胞の能力もまた、傷を負ってしまったものと思われる。このように突然変異を引き起こし、細胞の中のDNAに傷を負わせる要因を「イニシエータ」と呼ぶ。

いったん、このような突然変異が起きると、細胞はがん細胞と化し、突然変異はさらに進む能力をもつことになる。しかしながら、その変異は必ずしも進むものではない。通常の健康な状態にあると、傷は修復されるか、体の免疫機構によって管理されるからである。第一段階で突然変異を起こした細胞は、前がん状態、すなわち「腫瘍性」と呼ばれている。

前がん状態の細胞は、腫瘍に至る前に、第二番目の別個の曝露——今度は「プロモータ」と呼ばれる発がん物質――に出会わなければならない。もし、突然変異を起こした細胞がこのような要因に接触することがなければ、その人は病気になる危険性はない。

第二段階、プロモーション

がんの第二段階は、前がん状態の細胞が、第二番目の発がん物質であるプロモータに曝露されたときに始まる。「プロモータ」は、がん細胞を腫瘍に発展させる要因である（ある要因は、たとえば特定の化学物質の場合、イニシエータかプロモータかのどちらかであり、両方にはならない。つまり、プロモータはがんのイニシエータにならないと定義される）。プロモータに曝露すると、突然変異を起こした細胞は細胞分裂での抑制を失い、悪性の腫瘍に至る。このことが起きたとき、がんにかかったという。

この統制を失った細胞の再生産がどのように起きるかは、正確には分かっていない。しかし、もっとも広く受け入れられている仮説は、DNAの設計図が、tRNA（トランスファーRNA）で変化するか、がん細胞から娘細胞へ情報が正しく伝えられないか、どちらかの原因で何かが起きるからだとされている。プロモータは、免疫システムの中で、通常腫瘍を破壊する「細胞障害性Tリンパ球」、すなわち「ナチュラル・キラー・リンパ球」を攻撃し、その働きを妨害することでも知られている（研究の中ではこのことは、リンパ球の細胞障害性の抑制と呼ばれている）。いずれにしても、プロモータに曝露されなければがんの進行はないだろう、という認識は重要である。

がんをもたらす、これら二つの段階の間には、ほんのわずかな時間しかないかもしれない。この時間は、「潜伏期」という。

有糸分裂の変化、あるいは細胞の異常な増殖

電磁場がもたらす細胞への影響に関する、最も有力な情報源は、試験管内で行なう細胞増殖の研究である。さまざまな磁場の強さや周波数を組み合わせた結果——直流と交流の組み合わせを含めて——細胞膜で多くの重要な変化が起きていることが観察された。「細胞膜」は、脳やDNAからのメッセージが細胞の活動に翻訳されるように、細胞の核へ情報が通過するところである。がんのプロモータは、細胞膜を通って運ばれるシグナルやメッセージに変化を引き起こすことで知られている。そして、このような変化の中ではっきりした効果といえば、細胞の異常な増殖だといえる。

植物や動物の細胞を用いたいくつかの研究では、染色体の異常が報告されている。それは「染色体異常」、すなわち「染色体破壊」である。これら染色体異常のいくつかの例においては、細胞が、電磁場とマイクロ波とが組み合わさって曝露したときに起きている。職場で高レベルの電磁場に曝露しているような人、とくに操車場の労働者の間で、染色体異常が見いだされたという研究もまた行なわれてきている。

その一方で、多数の研究が、電磁場に曝露するとDNAやRNAの合成の割合、RNAの転写の割合に変化が起き、遺伝子の発現が強まると報告している。このような遺伝子の発現の変化は、細胞の活動に変化をもたらすようだ。

コロンビア大学のレバ・グッドマン博士とハンター大学のアン・ヘンダーソン博士は、その仕事の

大半を、電磁場が細胞に及ぼす影響に関して行なってきた。彼らの仕事のいくつかは、磁場が遺伝子そのものに影響を与えている可能性を示唆するものだったが、証明はできなかった。グッドマン博士は、「私たちの調査に基づくと、電磁場の曝露によってがんが引き起こされる、とは言うことができないかもしれない。私たちは電磁場がストレスをもたらすものと見ています。しかし、そこには確かに、遺伝子を連続して働かせたり、止めたりする何かがあります」と説明する（この文脈の中で用いられているストレスとは、実験用動物で腫瘍の増殖をもたらすものとして知られている）。

試験管内での研究を総括した「労働者の健康に及ぼす電磁場の影響」に関する、一九九一年のアメリカ合衆国保健福祉省ワークショップで、ステファン・F・クレーリィ博士は次のように書いている。

「一般的にいって、これらのデータは、六〇ヘルツの電場が、曝露の間中、有糸分裂に基づく細胞の数の増殖に影響していることを示している。この発見は極めて意味がある。というのは、このことは低周波電磁場と哺乳動物の細胞のサイクルとの特有の相互作用を示唆するからである。増殖に関わる電磁場の影響がこのような要素に依存するとなると、もし試験管内での研究の設計を加算しないと、きわめて多様な、あるいは矛盾した結果になると思われるからだ」

影響の違いが、細胞分裂の状態と関連しているという事実は、なぜ子どもが電磁場の影響を受けやすいかという点に光を注ぐことになる。子どもたちの細胞は大人たちの細胞に比べてずっと速い成長を行なっているからである。

クレーリィ博士は、電磁場の影響が、同様にそれ以外の要素にも依存しているように見える、と説明をつづける。「弱い超低周波電磁場が試験管内の哺乳動物由来の組織の細胞を変形させるのと同様に、通常の細胞の増殖も変化させる、と結論できるだろう。……その増殖の反応の度合いは、電磁場の強さ、曝露の継続期間、細胞や細胞以外の要素に依存していた」。

ホルモン産生の変化

「ホルモン」は、私たちの細胞、組織、臓器のほとんどの機能を調節する重要な役割を果たしている。この調節機能は細胞膜で行なわれている。ホルモンは、細胞の成長と分化、生殖、免疫反応といった、体の重要な作用を制御している。一般的にいって、ホルモンはお互いに関与しあい、微妙な生化学的バランスの維持を図っている。電磁場曝露によって、「化学的神経伝達物質」と呼ばれる重要なホルモンの産生に変化が起きることが見出されている。この化学的神経伝達物質は、脳から発せられる神経系の情報を細胞膜を透過して運ぶ。このことは、がんや他の病気と重要な関わりをもってくる。

中枢神経系からの指令を伝えるために、化学的神経伝達物質は、細胞膜の「レセプター」と結合したり、それと相互作用を行なう（レセプターとは、膜の表面にあり、外からのメッセージを細胞の内側に伝える場所である）。細胞膜の表面にあるレセプターの数は変化しうる。ある種の科学者は、細胞内の活動がどれだけ持続するかについて、レセプターを数えることで決定している。がんのプロモータの役割を果たしている化学物質は、細胞の表面のレセプターの数を増やすことで知られている。さまざまな研究は、電磁場曝露によって、細胞表面のレセプターの数が非常に増大することを明らかにしてきた。

カルシウム流失の変化

ホルモンの指示に従って、レセプターは細胞内に蓄えられた「カルシウムイオン」を流失させる。これらのカルシウムイオンは、私たちの細胞の最も基本的な情報伝達物質である。その仕事は、膜を透過して多様な信号を運ぶことである。このようにカルシウムは、正常な細胞の成長や分化だけでなく、腫瘍も同様だが、それらにかかわる重要な調節の働きを司っている。磁場に曝露した細胞に関する多くの研究は、カルシウムの変化、すなわちその「流失」について報告してきた。いくつかの研究では、直流と交流が一緒になって影響を及ぼしているとしている。実際の動物を用いた生体実験でも、電磁場に曝露した後、動物の脳の細胞でカルシウムの流失が増大していることが報告されている。これらの発見はすべて、腫瘍の無制限の増殖につながるような、細胞の分裂に変化を引き起こすことを示唆している。

カルシウム流失はさらに、「プロテイン・キナーゼ」と呼ばれる一群の酵素産生を刺激する。これらの酵素は、細胞の増殖を含めて、細胞がもつ多くの機能を調節する上で重要な役割を果たしている。さまざまな研究によって、電磁場に曝露した人間のリンパ球では、プロテイン・キナーゼ活性が減少することが示された。このことは電磁場が免疫システムを抑制することを示唆している。キナーゼが細胞の増殖を刺激するので、リンパ球にキナーゼがないと、事実上、体ががんに冒された際に腫瘍壊死因子の産生を停止することになる。

ＯＤＣ活性の増大

ＯＤＣという酵素（オルニチン・デカルボキシラーゼ）もまた、細胞の増殖に関わる酵素である。事実、ＯＤＣレベルは、がんが悪性のものか否かを見る、信頼性の高いマーカーである。というのは、この酵素は、正常な細胞の再生産の間、常に存在しているが、腫瘍の増殖の際にはさらに多くの量が存在するからである。ＯＤＣはまた、がんのプロモータになる化学物質の存在下では常に増加していることが知られている。さまざまな研究で、電磁場曝露の後、ＯＤＣレベルが増加することが報告されてきた。電磁場曝露によって、細胞中のＯＤＣ活性が大きく変化することを見い出したある研究者（バイアス、彼はカリフォルニア大学リバーサイド校で、アーディとともに研究してきた）は、六〇ヘルツの電磁場が、腫瘍のプロモータとして機能している可能性を示唆した。

メラトニンの抑制

「メラトニン」は、電磁場曝露によって非常に影響を受ける重要なホルモンである。電磁場曝露で夜間でのメラトニン産生が抑制されるという発見は、現在の電磁場の生体効果研究すべての中で、最も重要な成果のひとつである。メラトニンは松果体でつくられる。このホルモンの機能のひとつは、「サーカディアン（日周）リズム」の調節である。すなわち一般的には「生物時計」といわれているものである。日周リズムは、私たちの眠りと目覚めのサイクル、気持ちや仕事での動作といったものをコントロールしている。メラトニンのレベルの低下は、抑鬱状態、深刻な気分の変化、ある精神病理学的な変調の原因となっている。

メラトニンはまた、がんを抑制する役割を果たしている。一つには、「がんを抑える」重要な特性をもっており、腫瘍の増殖を抑制し、がんのさまざまな形態のなかでも、とくに乳がんや前立腺がんに対する化学療法で用いられている。医者は、がん患者においては一般的に、メラトニン・レベルが低下していることを報告している。メラトニンを産生する松果体は、眼の網膜によって捕捉される光の量によってコントロールされている。松果体によってメラトニンは夜間に産生される（視覚障害者の女性は、他の女性に比べて乳がんになる人が少なく、メラトニン・レベルが非常に高くなっていることが見いだされている）。

磁場が、松果体でのメラトニンの産生を抑制するため、腫瘍の増殖が刺激されるという仮説が立てられている。この仮説は、数多くの研究によって裏づけられた。それらの研究のなかには、松果体を切除したラットを用いた実検で、メラトニンの増大が腫瘍の進行を抑制することを示したものもあり、胸部がん細胞の成長を止めたり、注目すべき構造上の変化を誘発することを見いだしたものもある。逆にメラトニン・レベルの低下は、動物実験によって、乳がんの進行と関連していること、がん細胞の急激な増殖、免疫機構の抑制と関連していることが報告されている。メラトニンはまた、ナチュラル・キラー・リンパ球の細胞障害性の増大をもたらすことが知られている。

国立がんセンター（ＮＣＩ）によると、胸部がんはもっとも起きやすいがんであり、他方、肺がんはがんによる主な死因のひとつである。胸部がんは、発生率においても、死亡率でも上昇の一途を辿っている。それについてパシフィック・ノースウエスト研究所のリチャード・Ｇ・ステファン博士は、工業化や電力消費と同一歩調をとってきている、と指摘している。そして、電力の消費量の増大は、胸部がんが増大している原因に違いないという仮説を出す。この仮説をさらに支援するものとして、電磁場に職業上曝露している労働者の間で、胸部がんの危険性が増大していることを指摘している、最近の疫学的な発見を、彼は引用している。『アメリカ疫学ジャーナル』（一九八七年、一二五巻第四号）誌上でスチーブン博士は、次のように述べている。「電力消費は、胸部がんの危険性を増大させているに違いない。この仮説は、光と超低周波の電場または磁場、または電磁場が、松果体でのメラトニンの産生と、メラトニンと乳がんとの関係に影響を及ぼすことを示した、実験に基づいた証明によっている」。最近の論文で彼は次のように述べている。「松果体の機能が抑制されることは、いくつかのタイプのがん――胸部、前立腺、卵巣、メラノーマを含む――の病因と関係があり」、そして「電磁場は松果体の機能を抑制する」。このテーマのために、七年間も予備研究を行なった後に、スチーブンは最近、女性の胸部がんと電気との関係に関する四年間の本格的な研究のための資金を、ＮＣＩより受け取った。

パシフィック・ノースウエスト研究所のもう一人の研究者、ベリー・ウィルソン博士は、電磁場がメラトニンに及ぼす影響は、前立腺がんの増加も説明している、という学説を出した。

さらに、電磁場にはがん以外にも、松果体でのメラトニンの産生にもたらす影響と直接関係すると思われるいくつかの健康上の潜在的な危険性がある。多くの研究者は、ロバート・ベッカーの次の言葉に同意を示している。「誰もが現在、発がん性に興味をもっているのは事実だ。最も重要な影響は中枢神経系への影響だということがいずれ判明するだろうと思う」。ベッカー博士は、磁場の影響が、学習障害の学生が合衆国で大変増加していることに関係していると信じている。

テキサス大学健康科学センターのラッセル・レイター博士は、電磁場の影響とメラトニンに関して研究している中心的な人物の一人である。

「一定の電場と磁場は、メラトニンの日周の産生量に影響を及ぼすことは疑いがない。その電磁場は、私たちが一般的に曝露している周波数と強度の範囲内にあります。私は、メラトニンのリズムの変化が、他の敏感な中枢神経系への影響をもたらす、と予測してきました。あなた方がヨーロッパを一日旅して過ごし、時差ぼけを経験してどのように感じるか、考えてもみてください。旅行の後感じることのすべてが時差ぼけによるものではありません。一般的には無気力な状態に陥り、仕事の効率も落ちるに違いない。メラトニンの減少による一般的な影響は、全身をおおう疲労感によって、眠ることもできない状態なのです。

一〇〇〇人の労働者を抱える大企業を考えてみてください。もし彼らすべてが毎日、電磁場によってメラトニンの産生が抑えられているため、最高の状態で仕事ができないとすると、十分な成果を上げることができなくなるでしょう。彼らはもっと休憩を要求するでしょう。病欠が増え、事故も増えるでしょう。私が言いたいことは、このことが企業に巨額の損失をもたらすに違いないということです。メラトニン・レベルの低下は、精神医学の世界では低メラトニン症候群として知られる抑鬱状態を伴うこともまれではありません。もちろんこの方が、もっと懸念されることであります」

生殖と出産での災害

また、さまざまな研究が、磁場曝露と、生殖と出産の障害との関係を明らかにしてきた。いくつかの研究は、電磁場に曝露した結果、流産や異常出産が増大していることを報告してきた。がんと同様、この場合も、人々を守ろうとする目的は、その発見をただ無視するという共闘を前に、果たされずにきた。これらの研究のいくつかは、六〇年代初めには、すでに報告されているにもかかわらず、限りなき技術拡大によって既得権益をもつ軍隊や基幹産業によって、いつものように隠されてきた。

科学的方法

科学的方法は、科学的合意という概念の上に築かれてきた。この考え方によって、電磁場曝露が生体効果を引き起こすかどうかといった、科学上の利益にかかわる問題も、多くの独立した研究者によって、ある種の合意に到達することが可能になりつつある。だが明確な合意を得るという考え方では、幅広い論争がつづいている電磁場の問題を、継続的なテーマに追いやることになる。あるグループの科学者らは同意しないことで、悪評が高い。彼らが論争らしきものを行なっている点は、科学研究が本当に意味するものは何か、何が電磁場研究で起きてきたか、である。

科学的方法は三つのシステマティックな手続きに基づいている。一、テストされる仮説の形式を示すこと。二、この仮説に関連したデータを収集するための実験と観察の実行。三、結果に矛盾がないかどうかを見るため、これらのテストを反復すること、である（第三段階は、最初の研究者が行なう場合と、他の研究者が行なう場合とがある）。その次が評価である。研究が終了したときに、その結果を批判するか、受け入れるか、他の科学者による公式の精査を受けなければならない。

問題は、これらの全体の手続きが時間を要することである。しばしば何年にも及ぶことがある。この科学的評価がいつ終了するかというデッドラインは、あらかじめ決められていないのである。その過程の引き延ばしが求められるのは、さらに調査を行なう必要性だけである。これまで見てきたように、その過程の中には、電磁場が人々の健康に脅威をもたらすかどうかといった緊急性を要するテーマで、いつその合意が達せられるかという現実的な課題がある。

電磁放射線が生物学的に危険な影響をもたらすという、まさにその考え方自体が二つの主要な科学的パラダイムを脅かしている。一つは生物学、もう一つは物理学である。これらの基本的なパラダイム（すなわち教義）は長い間、非電離放射線は生物学的システムに影響を及ぼすことができない、としてきた。科学者集団は次のように言う。「私たちは、このことがどのようにして起きるかを知らない――だから起きない！」。科学者はまた、彼らのパラダイムを放棄することを好まない。科学の歴史というものが、単純に、ひとつのパラダイムがほかのパラダイムに置き換えられていくことの記録でであるにもかかわらず。

カーネギー・メロン大学のエンジニアリングと公共政策学部長のM・グランゲール・モルガンは、一九九〇年に、物理学者のグループに向けたスピーチの中で疑問を呈し、聴衆に対して次のように述べた。「ここ数年間にわたって、『影響あり』とする証拠が蓄積されてきました。……私は、審査された論文の中の多くのポジティブ・スタディ（クロと結果が出た研究）が、影響が『あるかないか』という問題に対して、『ある』と答えている、と考えている」。

もし人々が健康への危険性から自らを守るために、早急な科学的回答を必要としているのに、その科学的判断がすぐ出そうもないなら、学界はいったいどうすればよいか。はっきりとした科学的証明がないとき、すなわち科学的論争が継続している事態に直面したときでも、学会はしばしば、証拠の重みに基づいた判定を行なうよりも、入手できるデータすべてを注意深く再検討する行動をとる。ニューヨーク州衛生局のデイビッド・O・カーペンター博士など、多くの専門家は、電磁場がもたらす健康への脅威に対する問題は証拠の重みに基づいてアプローチすべき段階にきていると感じている。「現在まで十分に積み重ねられた科学的研究に基づけば、電磁場への曝露とがんとの関係は実に明瞭だとする証拠の重みがある、と私は考える」とカーペンター博士は最近述べている。「いつその証拠が、強い示唆のレベルから証明になるのか、その時点を明らかにすることは極めて困難である。いまこそ人々は行動を起こし、電磁場への曝露を少なくするときにきている、と私は言いたい」。

ワシントン州公衆衛生局長のサミュエル・ミルハム博士は次のように説明している。「関連を見いだすに十分な研究が存在している。四〇回コインを投げて、三五回表が出たなら、偶然だ、とはいえない」(最近、心配になった市民がミルハム博士のオフィスを尋ねると、一三ミリガウス以下に曝露を押さえなさいと忠告されている)。

強力な証拠がすでにあるにもかかわらず、論争は激しくつづき、電磁場が人間に害を及ぼすかどうか人々を混乱させてきた。その科学論争を利用することで利害のある人たちがその混乱に拍車をかけてきた。特殊な利益のためにくり返し持ち出され、決まって受け流される論点こそ、まだ十分な決定的な科学的証明がない、ということである。正当化するために多くの未解明の疑問が存在することは事実である。いつ、どこで、いかなる形で受ける曝露が人々を病気にするか、すなわち電磁場が生物学的な影響をもたらす際のメカニズムや曝露量への疑問である。しかし、発がん物質として知られるものどれもが、科学的にまだ同様の疑問をもたれているかを知り、皆さんは驚かれるに違いない。科学の実情は、病気のメカニズムに関して、決定的なデータにまで立ち至ると、弱点をさらけ出す。何人かの医学研究者は、自分たちが、がんを含め、ただ一つの慢性疾患に関しても、そのメカニズムを本当に理解していないことを皆さんに告白するだろう。

もっと研究をつづけさせようとロビー活動を行なっている同じ人たちは、一般の人々を抑えつづけるために、他の戦略を用いている。その戦略のひとつは、いわゆる「ネガティブ」「ポジティブ」スタディというもので、それで人々を欺いている。ポジティブ・スタディは、仮説をテストして検証していく研究である。ネガティブ・スタディは、関連性を見いだすことを否定する研究である。この二つの種類の研究は一般に、科学者の世界では同じ比重が与えられていない。多くのネガティブ・スタディは欠陥があり、弱点をもち、繰り返し行なわれる必要がある（そして ゴールドバーグ博士が言ったことを思い出してほしい。初期の研究のほとんどが磁場の影響を見るようには設計されていなかったことを）。

否定的な見解を吹聴する人たちが行なう、もう一つのごまかし方法は、疑われているデータの科学的再評価の実施を必要とし、それによって、データを新しくグループ分けして再構成し、データを新しい形で見直すことができる点を利用する。多くの関連した研究のデータをつなぎ合わせる「メガ・スタディ」と呼ばれるこの方法によって、精巧なコンピュータ分析が、この巨大化したデータバンクに対し実行される。この方法は、いくつかの電磁場研究でよい影響をもたらした。サビッツが、一六州の死亡率のデータをつなぎ合わせることによって、とくに電機産業の職業上のがんの危険性を再調査したことがそれにあたる。だがこの方法は、その研究者が望むような状態になるまでデータがつぎはぎされ、結果が変化するか、水で薄めるような状態にさせることもできる。また、この方法を用いた研究は、否定的な結果に達するように、彼らによってその装いが設計され、そしてポジティブ・スタディの否定に用いられうる。

交絡因子もまた、研究の結果を攪乱することができる。交絡因子は変化しやすく、研究によって確認された因子以外に、その結果をもたらしたかもしれない因子がある。交絡因子をもち出した疑問は、よく職業上の研究に対して出される。がん増加の報告について、電磁場曝露よりも、他の化学物質の曝露のほうが原因ではないか、というのである。この策略は、人々が研究に対して疑問をもつときに一般的に用いられるものである。実際には、最近の大変信頼できる研究はすべて、交絡因子を試験して、除外している（しかしながら、特定の利益の代弁者たちは、未だにこの議論をつづけている。たとえば、カリフォルニアにおける電力会社の広報部の人たちは、サビッツが高電流配置〈ＨＣＣ〉の家の近くの激しい交通量を見いだしており、それががんの増加の原因になっているかもしれない、と述べている。実際には、サビッツは他の交絡因子を認めることはできなかったという発言を記録しつづけている)。

病気について理解するためには、もう一つ微妙なポイントがある。「交絡因子」と「相互因子」との間には、大きな違いがあることだ。多くの病気は、その症状が起こるには、二つか、それ以上の因子が一緒になって働く。これら異なった因子は相互因子と呼ばれ、病気を引き起こすためにはそのどれもが存在しなければならない。実際、がんにおいてもイニシエータとプロモータが共同して病気を引き起こしていることが確実視されている。もし磁場が、一般に信じられているようにがんのプロモータであるとすると、データの中で、その他に発がん性の化学物質が存在したとしても、がんの危険性の増加における電磁場の役割に対する反証とはならない。

その他に電機産業の代弁者たちがよく行なっているのは、疫学研究を、本物の科学とはいえない弱い関連性しか見いだせない、とみなすことである。いくつかの説得力のある電磁場の調査結果は、疫学的な研究のみであり、まじめに取り上げる必要はないというのである。疫学研究は、人口の中の発生率、分布、病気の照査の研究である。この研究方法は、登場してから約三〇年という比較的短い間に、市民の健康に大きく寄与してきたことから、大変重要視されている。たとえば、心臓病について、たばことがんの関係について、多くの環境汚染物質がもたらす災害について、今日私たちが知っていることのほとんどは、疫学調査のデータに基づいている。疫学調査研究は、電磁場とがんの問題に見られるように、実験室での研究の必要性をしばしば指摘している。

疫学研究がもつはっきりした長所のひとつは、住民の間での実際の病気に焦点を当てているため、直接人々の健康との関係をつかむことができる点にある。いま行なわれている規制を求める行動の多くは、アスベスト、砒素、電離放射線、たばこといったケースに見られるように、疫学研究結果にまっすぐ結びついている。アメリカの環境保護局の放射線プログラム局長マーチン・ハルパー博士によると、これらの問題のほとんどは疫学研究だけに基づいて規制されてきたという。ハルパー博士はまた、電磁場のケースもまた疫学的なデータは大変説得力がある、と述べている。「もし私たちが電磁場の問題に対応するとしたら、疫学調査に基づいて行なうことになるだろう。報告された危険率は、規制の根拠とするのに十分なほど高くはないと人々は主張している。しかしいったん、私たちが、影響をもたらしている電磁場の正確な中身を知る方法を理解したならば、たぶん、もっと高い数字が出るだろう」（実際に、ピーターとボウマンの新しい調査結果によって、何が起きているかが、より正確になってきている）。

人々の健康に関する考察

人々の健康に関する考察では、とくに差し迫った問題に関しては、科学的合意とは完全に切り離して、独立の問題として扱うことができる。人々の健康を守るために規制をはかる人たちは、公衆の圧力が強いとき——今日の電磁場の問題がそうであるように——気にかかるが不完全なデータでも、それに基づいて行動を起こすことで知られている。実際、そのことは、めったにないことではなく、よくあることである。規制をはかる人たちは、その考察の際に、ほとんどの場合、科学的な証明以外のものを、それと同等のものとして採用すべきである。というのは、人々を守るために行動を起こす以前に、科学的合意の成立を待たねばならないとしたら、それは私たちがすでに、規制を遠ざける厄介な過程に入ってしまったことになる。

いつ規制の行動をとるかという問題は、単純に科学的立証に頼るものではない。それはまた、経済や政治といった他の政府レベルでの決定も伴うものである。電磁場がもたらす健康上の危険性にかかわるケースでは、人々は繰り返しだまされてきた。科学的真実は、研究を隠されたり、その結果を否定されることで、しばしば不透明にされてきた。自分たちの良心にしたがって人々に警告を発してきた公務員や専門家は、口止めされるか、彼らに対する不信感を煽り立てられ、攻撃されてきた。

興味深いことに、この「技術的理性」の時代に、人々の健康に関する決定を下す際に働く要因のひとつが、その論点に対する感情だったり、世間一般の人の感覚だったりすることが多い。そのようなことが一般の人をいかに心配させたり、脅かしたり、ラトガズ大学の環境関連プログラムの指導者ピーター・M・サンドマン博士が言うように、「虐待し」たりしていることか。市民自身が望むのは、影響力のある規制を決め、また実践することである。

危険性評価（リスク・アセスメント）の専門家であるM・グランゲール・モルガンは、電磁場に関する一九九〇年の演説で、次のように述べている。「危険性評価は、大きな挑戦にとまどっている。社会的容認は危険性評価に大きな役割を演じており、けっして小さなものではないようだ」。彼は、電磁場の規制値に関する公衆の圧力が、大きくなっていることを報告しつづけてきた。そして電力会社や人々の健康にかかわる機関は、彼らが採用すべき戦略、警告について考えるべきであり、「いつものやり方による損得勘定では認められないだろう」としている。

ある機関が危険だとみなすまでに、どこまで辛抱しなければならないのだろうか。この社会では、その危険性が大変小さな可能性しかなくても、私たちはしばしば行動を起こすことは事実である。農薬に関する環境保護庁の規制を見てみよう。あるひとつの研究が農薬の潜在的な脅威を示し警告することだけで、同庁がその化学物質を禁止するには十分である。実際、環境保護庁はそのように行なうことが求められている。たとえば一九八六年、環境保護庁は、ある枯れ葉剤に曝露したウサギが重大な障害をもったという報告を受けて、ただちにその化学物質を禁止する行動をとった。私たちはしばしば、データが限られていても、重大な関心をもたらすものがあれば、規制の行動をとる。そして電力システムへの日々の曝露がもたらすがんの問題以上に、大きな関心をもたれているものがあるだろうか。とくに子どもたちが危険にさらされるという、最も人々を行動にかりたてるデータのいくつかに出会ったときには、である。最新の疫学研究の最も控え目な評価に基づいても、毎年、一万三〇〇〇人以上の子どもたちが、送電線の磁場曝露が原因のがんで死んでいるのである。それは、電機産業労働者、電気技術者、テレビやラジオの修理工、あなたや私のような一般市民ではなく、子どもたちだけの数字である。

国立がん研究所は、五〇年代から八〇年代にかけて、小児がんが二八％増加していることを報告している。しかし、この問題への取り組みはほとんど行なわれてこなかった。自分たちの子どもを大切にしていると自称する社会で、次から次に出る研究が、アメリカ合衆国における小児がんは、電力システムによって少なくとも二〇%も増加しているということを報告しているのに、どうして私たちは傍観しつづけることができるだろうか。

また、これらの子どもに関する研究は、単に子どもだけの問題ではなく、私たちすべてにかかわるのである。炭坑夫が坑道に入っていくとき、一酸化炭素レベルが突然危険水準を超えた際にそれを知るため、カナリヤを一緒に持ち込むのを常としていることを思い出して欲しい。いうなれば、私たちの子どもはカナリヤのようなものである。彼らの死は、大人たちもまた送電線でがんになる危険があることへの警告である。なぜ子どもたちに関するデータが、より鮮明なのか？ それは彼らが毒物により敏感だからである（おそらく、彼らの体がまだ成長しており、そのため細胞が有糸分裂の過程を含んでいるという事実によるものである）。第二として、子どもたちが研究の対象になりやすいからである。というのは、子どもたちはあまり移動せず、大人たちほど多くの種類の毒物を受けてはいないからである。また、がんと診断された子どもたちの多くが、悲劇的にも短命であり、そのため大人のがんの犠牲者よりも死亡率のデータが集めやすいからである。

危険性評価（リスク・アセスメント）、すなわち危険性のマネージジメントとは、健康上の危険性を管理するビジネスである。他の学問同様、健康上の危険性をいつ、どのようにして明らかにしていくか、人々の健康を考察するさまざまな学問的立場がある。しかし、一人ひとりがその要因に日常的に接触するようになって以来、周囲の磁場に知らないうちに曝露したケースのように、危険だとする見方が正当に広がっている状況では、専門家は科学的合意を強調しはしないだろう。この重大な健康災害をいったん確認したならば、専門家は、さらに多くの情報を待つ代わりに、大きな健康災害が人々の間で広がらないよう、規制のための安全基準をつくらせ、安全な方針を選ぶよう人々に警告を発するだろう。

電磁波に関心があるところでは、公衆衛生にかかわる人のほとんどは、少なくとも慎重な回避を勧めている。それは人々が、多額なお金を支払うこともなく、ライフスタイルを大きく変えることもなく、電磁場への曝露を減らすことができることを意味する。サンフランシスコ公益事業委員会出身のクライド・マーレイは、電磁場を規制すべきときに来ていると考えている。彼は、「毎年、八〇〇〇人以上の子どもたちががんで死んでいることはとても心配だ」と述べつつ、電磁場曝露の規制について解説を行なっている。

「概して、社会が何を行なったらよいかということは、簡単に何が研究できるかということに規定される。しかし、もし誰かが夜に自分の鍵を落としたとして、街頭の明かりの下では、それを見つけられるとは思えない。検証可能性の困難さは、通常、問題点、回数、数量、平等、危険性の平衡状態にそって、因数分解されるべきだと考える。いつ私たちが規制の決定を下すかというシナリオを学ぶことの難しさを考慮すべきである。たとえば、電磁場とがんとの関係について研究室で学ぶことは大変難しいが、疫学的な研究ではより簡単に学ぶことができる。この種類の検証可能性に対する難しさこそが、規制を本当に妨げている」

第五章　地域の電磁場

電力会社としては、送電線の磁場を管理することが必要だと証明されたとしても、その管理が可能かどうかということが問題である。現在のところ、業界はそのような技術的対応を実施することにまったく興味をもっていない。私たちはその判断を意思決定者、すなわち社会全体にまかせることになるだろう。利益が出費あるいは不便に見合うかどうかの判断は結局のところ、社会が下すべきである。（ルチアーノ・ザファネラ、電力研究所〈ＥＰＲＩ〉高圧送電研究施設マネージャー）

電磁場が健康に及ぼす危険性は、焦眉の社会問題となっている。全国で市民集会や公開討論会が開かれて、電磁場の全般的な問題や、とくに電磁場の健康への危険性について市民の理解を高めたり、あるいは地域固有の電磁場問題、たとえば新しい送電線の立地問題や、変電所の近辺で発見されたがんの多発の問題などに取り組んでいる。しかしながら、問題が複雑であるにもかかわらず、電磁場についての市民集会は似たり寄ったりなものになる傾向にある。

集会にやってくる人々は不安をもち、たいていは混乱している。彼らは、専門家のパネリストが電磁場の健康への危険性について、どのような発言をするか聞きたがっている。専門家が問題をはっきりとさせてくれることを期待している。残念ながら、こうしたパネリストたちはたいてい雑多な「専門家」集団（懐疑論者、信奉者、科学者、環境保護主義者、特別な利害関係者）で構成されているので、聴衆の混乱がさらに深まるという結果に終わることが多い。どのパネリストも自分の立場から説明しようとするが、その見解はたいてい他の助言者と対立している。市民がどちらが正しいか判断しなければならなくなる。

プログラムの後半になると、聴衆にむかって、パネリストに質問がないかとたずねられる。どこで集会が開かれようと、議題が何であろうと、人々はたいていいつも同じ質問をする。こうした集会は似たり寄ったりなので、九一年の初秋に環境保護庁とニューヨーク市が開いた電磁場についての説明集会がひとつの例となるだろう。

この説明集会はニューヨーク大学で開催された。専門家によるパネリストたちは以下のような人々であった。デイビッド・カーペンター（SUNY公衆衛生学部長）、ルイス・スレシン（『マイクロウェーブ・ニューズ』編集者）、インディラ・ネア（カーネギー・メロン大学）、ハーブ・カウフマン（エンパイア・ステート・エレクトリック・エナジー・リサーチ・コーポレーション）、ジョン・ウィルソン（コンソリデイティド・エディソン）、スタン・サスマン（電力研究所）、マーチン・ブランク（コロンビア大学）、マイケル・バクシグロッシ（アメリカ環境保護庁）、ロバート・クリコウスキー（ニューヨーク市公衆衛生局・放射線管理課）。

参加者は一五〇人強で、アメリカの中間層の断面を大変よく表わしていた。参加者が発言をする番がきたときに、彼らが事前に勉強をしていたことがはっきりわかった。彼らは問題をよく理解しており、非常に具体的に質問を行ない、また、彼らが抱いている懸念をまったく造作なく明快に説明した。

最初に、各パネリストが、電磁場と健康問題について簡単に説明した。それから、参加者が専門家に質問を行なった。一般的な情報を求める質問については、パネルのさまざまなメンバーが、それぞれの独断的な判断に基づいて、うまくさばいた。たいていは異なる見解を代表する別のパネリストが、その後、答えに対し応酬することが多い。

しかし、その晩の説明会では、一般的な情報のレベルを超えるような質問が相次いだ。学界ではまだ見解を出すのを控えているようであるが、電磁場についての情報を得ている市民の大多数は、問題があると確信しているようだ。ニューヨークの説明会でもこの点は明らかだった。人々は二つのことを知りたがった。曝露を少なくするにはどうしたらよいのか、電磁場から国民を守る責任は誰にあるのか、ということである。パネリストが、いかなる行政機関も電力会社も現在のところはそれに対して責任はもたないと聴衆に説明すると（コンソリデイティド・エディソン社の役員は質問者に「あなた自身の責任だ」と答えた）、聴衆からブーイングがあがった。質疑応答が半分ぐらい進んだところで、聴衆の堪忍袋が切れたようで、その晩の説明会は敵対的な雰囲気を帯びてきた。レジメが次々と提示されるごとに、コン・エド社幹部の言うとおりであることが明らかになってきた。すなわち、いかなる行政機関も電力会社もわざわざ出向いて、電磁場の強度を測定しようという意欲はなく、ましてや改善案を提案するつもりは毛頭なかった。たいていは、政府機関や電力会社のスポークスマンたちは危険があること自体を否定した。

しかしながら、カーペンター、スレシン、インディラ・ネアは、大衆の味方であった。集会の初めに、カーペンターは人々に「声をあげ」、何らかの保護を要求するように熱心に訴えた。彼の意見にスレシンも同調した。スレシンはこのような集会では、彼の持ち時間の半分をさいて、誤解を解くように努めている。

インディラ・ネア博士はカーネギー・メロン大学の工科・公共政策学部の世界的に有名な物理学者であり、一九八九年の連邦議会技術評価局（ＯＴＡ）報告の共同執筆者である。この報告は電磁場の生体効果に対する学界の態度を変えさせた報告であり、「出てきている証拠から、もはや誰もリスクはないと断言することは許されない」との記述があった。ついに、ネア博士は聴衆の不満を代弁するかのように、冷静を保ちながらも大声をあげた。その発言中に、彼女は最初の発言のときにはふれなかったようなことに言及し、次のように述べた。

「これは私の懸念（電磁場曝露について）であり、カーネギー・メロン大学の懸念ではない。(1)我々は進化の環境を変えつつある。(2)ある種のがんが増加している。(3)中枢神経系の影響が心配……証拠は圧倒的に、心配すべき何かがあることを示している」

ネア博士は「慎重な回避」という言葉をつくったチームの一員である。その意味は、それほど大きなコストがかからず、大きな不便がないなら、電磁場の曝露を回避するためにできることは何でもすべきであるということである。この言葉は、専門家が実際には何の助けの手も差し出さずに、市民に問題を転嫁するのに利用する口実となってきている。夜遅くになるにつれ、聴衆は慎重な回避を実行せよといわれることに、うんざりした。聴衆の一人はこういった。「私の近所では電力会社が小学校から四〇フィート（一二メートル）のところに変電所を建てています。変電所が建った後、八〇〇名の子どもたちはどうやって慎重な回避をするというのですか?」

ネア博士はこう答えた。「もちろん、私たちは変電所、変圧器、高圧線に関しては慎重な回避という言葉を使うつもりはありませんでした」。人々の不安に対する彼女の答えはきわめて直截的であった。「あなたの家の近くの電磁場が、通常の環境の電磁場よりもかなり高い場合は、引っ越しをしなさい」。

ルイス・スレシンもまた、時間がだらだら過ぎるにつれて、「ますますイライラしてきた」。彼はついに一人の男性に言った。「いいですか。誰もあなたに答えを出したがらないのは、答えを出せば、火に飛び込むようなものだからですよ。問題は、二ミリガウスあるいは三ミリガウスのレベルで安心かどうか本当のところはわからないということです。あなたがたにとって問題であれば、ほとんどの国民にとっても問題なのです」。

この集会のほとんどの参加者は、スレシンの不安に同感した。彼らはひとつの理由のためにやって来ていた。彼らは電磁場の問題をかかえており、助けを求めていた。読者と同じように、彼らも電磁場に曝露することによって危険があるかどうか、それについて何かできるかどうかを知りたがっている。

電磁場に関する集会で最もよく出る質問

・五〇〇万ボルトの送電線から三〇〇フィート(約九一メートル)にある住宅を購入すべきだろうか?

その後住宅を売る場合、送電線に近いということで売れないのではないだろうか、あるいは評価額が下がるのではないだろうか？
・小学校に通っている子どもが二人いる。最近、自宅を測定したところ、息子の部屋の磁場がおおむね二〇ミリガウスであった。どうしたらよいだろうか？
・息子の学校の真上を一次配電線が通っている。子どもたちに危険はないのか？　どうすれば電力会社に配電線を移動させることができるのか？
・アパートの磁場の測定を誰にやってもらえるだろうか？
・乗り物によって生じる電磁場は害があるだろうか？
・新しい送電線の立地を規制するようなことを誰かやっているのだろうか？　リスクについてもっと知識が得られるまで、五年間はモラトリアムにしたらどうだろうか？
・市の周辺にある新しい変電所はどうなのか？　これらは危険ではないのか？
・どの行政機関が私の所有地の電磁場を測定してくれるのか？　私は電力会社と公衆衛生局に電話をしたが、彼らはやらないと答えた。
・わが家と歩道の目と鼻の先に変電所が建設され、外壁で一二八ミリガウスが測定されたときに、どうやって慎重な回避を実行することができるのか？　送電線についてはどうなのか？　危険ではないのか？
・わが家から通りをへだてたところにある変電所はロング・アイランド鉄道に電気を送っているが、その変電所の電磁場は誰に測定してもらえるのか？
・健康への危険があるかもしれないのに、なぜコン・エド社は全市に変電所を広げているのか？

こうした研究報告があるにもかかわらず、どうして彼らは危険性がないと主張することができるのか？　誰が責任をもつのか？

・測定器をどこで手に入れることができるのか？　何を測定すべきかをどうやって知ることができるか？　広い範囲の電磁場を測定すべきか、それとも六〇ヘルツのみを測定すべきか？　高調波などのようなものについてはどうか？　これまで私たちが聞いたことのないような問題が周辺に起こっているのではないか？

・近所の小学校からちょうど四〇フィート（一二メートル）のところに電力会社が変電所をつくっている。いろいろわかったのだから、町はそれらを阻止できないのか？　私たちは何をすべきか？

・ケーブルテレビの電線は危険か？

・携帯電話の電源についてはどうか？　危険ではないのか？　私の建物に一カ所あるが、そのことに問い合わせても誰も答えてくれない。

どのような場所を調べるべきか

あなたや隣人は、地域における電磁場問題にすでに気づいているかもしれない。たぶん、その問題は不思議ながんの多発であろう。あるいは、よくある送電線の立地問題のひとつで、既存の送電線が住居に接近しすぎて危険だと思っているかもしれないし、新しい送電線計画のルートが住民の健康を脅かすのではないかと感じているかもしれない。この種の問題がすでに地域で現われているなら、あなたはすでに、選挙区の議員、地域の各種委員会、取締り機関、電力会社に、あなたが懸念している問題を知らせ始めているかもしれない。もしそうであれば、この章の最後で示す効果的な地域組織化戦略と、本書の随所に出てくるモデルのいくつかを併用すれば、役に立つことだろう。

あるいは、あなたが最近になって電磁場の危険について意識するようになり、家族が危険な電磁場にさらされているのかどうかを知りたいと思っているかもしれない。そのためには、自宅の周辺や、地域にある「電気的風景」の対象物をリストアップする必要がある。住宅地、とりわけ次のような場所に接近している電力システムの構成要素をさがすこと。

・高圧送電線から三五〇フィート（約一〇七メートル）以内にある自宅、学校、公共娯楽施設、とくに子どもの遊び場。高い磁場をもつ電力設備の近くにある遊び場や学校はとくに問題である。育ち盛りの子どもは大人よりも、磁場曝露によってがんになる危険が大きいからである。児童施設が高圧線の近くにあったり、あるいはその真下にさえあることがあまりにも多い。この国の送電線用地は、感電の危害から公衆を守るために決められており、磁場から守るものではない。したがって、地域社会は送電線用地に学校や公園をつくることに何の問題がないと考えた。送電線用地は公有地であり、したがって費用が安くて、区画規制に合わせるのも楽だからであった。

・高圧送電線や高電流の配電線が横断している自宅、学校、遊び場。ピーク時には、配電線の磁場は、高圧送電線がつくる磁場と変わらないほど高くなることが多いことを覚えておくこと。

・一次配電線（第二章の図1を見よ）から五〇フィート（約一五メートル）以内の住宅や学校。配電線はたいてい地上から約三〇フィート（約九メートル）の木製の電柱に架かっており、送電線はもっと高い金属性のタワーに架けられている。
・降圧変圧器から四〇フィート（約一二メートル）以内の住宅や学校、遊び場。

送電線の磁場はどのくらいの強さであろうか？　目安を知るには、いくつかの例がある。サンアントニオにあるテキサス大学の電気工学プログラムのコーディネーターであるマービン・L・チャットコフによれば、工業基準から計算すると、以下のような電磁場の強さが普通であるという。

・二本の三四万五〇〇〇ボルトの電線が走っている送電線用地の中心から七五〇フィート（約二二九メートル）のところで、磁場は五ミリガウスである。
・七五万六〇〇〇ボルトの電線から八〇〇フィート（約二四四メートル）のところでは、磁場は五ミリガウスである。

もちろん、高い磁場と小児がんとの関連を示す調査結果が出ているので、子どもたちの曝露には特別に注意する必要がある。子どもの移動範囲は狭いので、子どもの曝露パターンをつかむのは、一般的には大人よりもはるかに簡単である。子どもは学校に一日七時間から八時間、週五日間、一年に一〇カ月いるので、自宅のみならず教室の磁場を測定することが重要である。学校に入ったなら、コンピュータ室、蛍光灯からの磁場、変圧器や電線に近い運動場の磁場を測定することを忘れてはならい。放課後に子どもたちがよく遊んでいる遊び場や球技場も、とりわけ高電流の電線あるいは変電所の近くにある場合には、測定しなければならない。スクールバスを待つ場所を測定することも重要であり、徒歩通学であれば、自分で通学路を歩いてみて、強い電磁場がないかチェックしなければならない。放課後にぶらつく場所も忘れてはならない（あなたなら、大型のビデオゲームのあるゲームセンターをただちに立ち入り制限にしたいと思うだろう）。

しかし、子どもを恐がらせないように、できるだけ子どもがあたりにいないときに、測定を行なうこと。子どもたちが磁場について聞いたことがあり、あなたが心配していることを知っているなら、彼らにじっくりとこの問題を説明するのもよい考えである（自宅での曝露については、彼らが電気製品を使用できる年齢であれば、次章で説明するように、テレビや電子オーブンなどから距離をおくように教育する必要がある）。こうした説明は、不安を持たせないように、やや控え目に言うこと。

全国の多くの地域の校区がすでに率先して、建物の検査を行なっている。マーサズ・バインヤード校区ではカール・ライリーを雇った。彼のＥＬＦマグネティック・サーベイズ社（カリフォルニア州バークレイ）は、強い磁場の発生源をつきとめることにかけては熟練していた。ライリーはこう言う。

「エドガータウン学校では、ある教室の子どもたちは、三〇ミリガウスの磁場にいることが分かった。補助配電盤のひとつに配線ミスがあった。学校は電気技術者を連れてきた。彼らはこの種のことに興味をもっている者を見つけることができたのである。電気技術者にとって新しい問題ではあったが、彼は短時間で、熱線と中性線を一緒にして磁場を相殺するという私たちの意図するところを理解することができた。そこで、彼は三〇分たらずのうちに、五〇年間におよんだ曝露をなくすことができた」

いくつかの地域社会では、高圧送電線の下の土地を空き地として残しておき、ゆくゆくは市民向けのレクリエーションのスペースにすることを計画していた。健康に関心のある多くの人々が、毎日ジョギングしているいつものコースが、高圧送電線の真下の送電線用地であり、危険な磁場の中にある。磁場問題について警告が出されているにもかかわらず、こうした立地ミスが今日においてもつづいている。たとえば、一九八九年の連邦議会技術評価局の報告は具体的に「規制機関が賢明な措置をとりたいと思うなら、市民を磁場から遠ざけるように新しい施設の立地を定めるべきである」と警告している。

フレッド・スターツァ博士は、ニュージャージー州放射線防護委員会の非電離放射線諮問委員会の委員長であるが、子どもたちの施設を高圧送電線の近くに建設するような行為は止めるべきだと痛感している。事実、ニュージャージー州防護委員会は、電磁場公害についての規則を作成した、わが国で最初の機関であった。「何年か前に、私たちは高圧線の下に遊び場をつくらないように提案した」とスターツァ博士は説明した。「私たちは一年以上も前に、この規則の提案内容を司法長官に送った。残念ながら、この提案は官僚機構のなかに埋もれたままだ。彼らは十分な弁護士がいないとか、予算が削られたとか言っている……残念ながら、環境保護も納税者の反発の犠牲になっている」。

スターツァ博士は電磁場の健康への危険性の問題は、ますます市民の関心を集めていると語る。

「最近、電力会社が住宅地や遊び場や学校の近くに送電線を通そうとしているという苦情が非常に多く出てきている。この問題については大変な不安があると言いたい。市民は苛立っています」。

外国でも状況は同じである。一九九〇年に、高圧送電線の立地に関して市民から抗議があったので、ソ連は電力会社に命令して、電線を直流に変えさせた。スウェーデン・エネルギー庁は最近、学校、遊び場、保育所を送電線の近くにつくらないように警告する勧告を出した。スウェーデンはまた、大半の国に先駆けて、磁場規制を定めた。スウェーデンの基準は疫学的調査から推定したもので、子どもは三ミリガウス以上の磁場にさらすべきではないと勧告した（アメリカ政府は明確な指針を出していないけれども、多くのアメリカ国民はスウェーデンの基準を採用している）。

スウェーデンはまた、危険な磁場があると思われるところに住宅を建設する問題を取り上げた。今後数年間は、「さらに明確な調査結果が出るまで」、エネルギー庁は高圧送電線の近くに新しく住宅を建設するのに猶予期間を置くように勧告している。

高圧線にきわめて接近したところに住宅を建設するという問題は、アメリカにとって非常に現実的な問題である。というのは、多くの地域社会が過去一〇年に急速に開発が進んでいるので、空地は異常な高値だからである。磁場の危険性に関する送電線規則はないので、今日、非常に多くの住宅が高圧線から三〇〇フィート（約九〇メートル）以内のところに建設されている。

カリフォルニア州のデリー・シティでは、計画委員会がデベロッパーに、二組の高圧線の真下に数十棟の高級住宅を建設する認可を下ろした。これら三五万ドルの高級住宅の通りを隔てたところには大きな変圧所の敷地もあり、ここは高レベルの除草剤ＰＣＰがあるために、有害廃棄物処分場として確認されていた。この住宅を購入する者は、以下のような記述のある開示文書に署名をすることを求められた。

「この不動産物件は、パシフィック・ガス・アンド・エレクトリック社とサンフランシスコ市の高圧送電線の近くにある。購入者は、高圧線による電場または磁場もしくはその両方の曝露による健康被害の可能性について調査中であることを承知すること。電場または磁場もしくはその両方が実際に健康に害を与えるかどうかについての問題に答えを出すには、もっと多くの調査が必要であるけれども、そのようなリスクが存在する可能性がある。ペースメーカーをつけている住民には悪影響が起こりうる……現時点では危険性評価（リスク・アセスメント）は行なっていない」

この文書はさらに、住宅が「湾岸地域の強い地震のすべてと、弱い地震のほとんどの震源地」であるサンフランシスコ地域の三大活断層の上にあり、さらに大規模有害廃棄物処分場の上にあると警告している。それにもかかわらず、これらの住宅は飛ぶように売れている。

サンフランシスコの不動産業者のジョン・ベイリーは、一般市民が危険性を理解していないことを心配した。彼は一九九〇年一月に、サンフランシスコの衛生局に手紙を書いて、住宅購入者たちは電磁場問題を州全体の健康問題として考えていると訴えた。

「住宅の購入者の多くは、自分の代理人あるいは弁護士をもっていないでしょうから、議論することがあっても、（開示事実を）うまく言い抜けられてしまいます。多くの購入者は英語を話しません。こんなふうに危険を彼らに押しつけることは正しいでしょうか。州不動産部に開示規則を補足させて、デベロッパーの雇った会社が作成した（環境影響）報告のほかに、何らかの中立機関によって、購入者に見識のある意見を伝えることを強制すべきです」

高圧線や変電所のほかに、強い六〇ヘルツの磁場を発生しているものがある。ほとんどの地域社会においては、頭上の配電線の磁場の方が、一般人には危険である。なぜなら、ほとんどの人々は送電線の磁場と接触しないからである。頭上の配電線は道路のいたるところにあり、市民はピーク時には二〇ミリガウスもの磁場にさらされることがある。しかしながら、配電線はかならず道路の片側に架かっているので、反対側に渡って、電線のないほうの道を歩けば、完全に磁場を避けることができる。埋設した電線は磁場を小さくするのに極めて効果的である。現在の埋設方法はケーブルを一緒にまとめて包むので、磁場を相殺するからである。地下の強い磁場は、たいていは水道管から出ている。

工場や大きなオフィス・ビルは、自前の変圧器をもっており、たいてい敷地内の野外に埋めているか、小屋のなかに収納している。多くの都市の高層アパートは、敷地内に電圧を上げたり下げたりするための変圧器をもち、高電流の配線を張り巡らしているが、これには危険な場合がある。というのは配線を管轄するのは電力会社ではなくて、家主だからである。

地下鉄、電車、バスもまた、車中や周辺に強い磁場をつくりだす。国立労働安全衛生研究所（NIOSH）のジョセフ・ボウマンは、電気バスが走っている通り沿いのサンフランシスコのアパートで、非常に高い磁場を測定したと語った。これらの電気交通機関は、駅、方向転換地点、操車場、変圧器があるところではどこでも、非常に高い磁場をつくり出す。このような電気交通機関で通勤している人々は、毎日極めて高い磁場に曝露しながら往復していることになる。

環境保護庁の電磁場グループのリン・ジレットとドリーン・ヒルは、同僚に測定装置を与えて、記録をつけさせて、彼らの環境磁場曝露を非公式に調査した。曝露期間は、家庭、仕事、通勤、野外（就労時以外の）、屋内（就労時以外の）に分けた。二人はこの調査結果を、一九九一年夏の生物電磁気学の会議に提出した。驚いたことに、この人々（全員が主要都市で働く成人）が曝露量のほとんどを、家庭や職場以外の通勤時に曝露しており、しかも最大量を浴びていた。ジレット本人もアムトラック（全米鉄道旅客輸送公社）を「週に五日間、片道一時間」利用している。彼女は電車で五〇〇ミリガウスを測定した。ジレットは、多くの調査におけるスポット（局所）測定が危険の増加と相関していないのは、「測定値が現実の人間が受ける曝露量と相関していないからである。家庭におけるある時点のスポット測定値のみでは意味がない」と考えている。

人々はまた、定期的にラジオやテレビの送信機から無線周波（RF）放射線に被曝している。たとえば、軍事用の捕捉および追跡レーダー、民間および軍事航空管制システム、気象レーダーといったレーダーや、電話のマイクロ波中継システム、衛星通信地上ステーション（SATCOMS）、ハム・マイクロ波無線と移動（CB）無線である。無線周波システムは、送信機あるいは電源、そして送信機が発するエネルギーを放射するアンテナで構成されている。

環境保護庁によると、環境での無線周波でずばぬけて最も強い発生源は、ラジオとテレビの放送シ

取次店番線
この欄は小社で記入します。

ご指定書店名

同書店所在地

書名

定価　円

ご注文冊数　冊

ご氏名

ご住所

☎

［書店様へ］お客様へご連絡下さいますようお願い申しあげます。

購入申込書

小社刊行図書を迅速確実にご入手いただくために、このハガキをご利用下さい。
ご指定の書店あるいは直接お送りいたします。直接送本の場合、送料は一律三一〇円です。

読者通信

今回のご購入書名

ご購読ありがとうございました。

◎本書についてのご感想をお聞かせ下さい

◎本書の誤植・造本・デザイン・定価等でお気付きの点をご指摘下さい。

◎小社刊行図書ですでにご購入されたものの書名をお書き下さい。

郵便はがき

料金受取人払

本郷局承認

45

差出有効期間
2001年5月
3日まで
郵便切手は
いりません

113-8790

緑風出版 行

117

(受取人)
東京都文京区本郷
二-二七-五
ツイン壱岐坂1F

ご氏名

ご住所 〒

☎ ( ) E-Mail:

ご職業/学校

本書をどのような方法でお知りになりましたか。

1.新聞・雑誌広告（新聞雑誌名 ）
2.書評（掲載紙・誌名 ）
3.書店の店頭（書店名 ）
4.人の紹介 5.その他（ ）

ご購入書名

ご購入書店名 所在地

ご購読新聞・雑誌名 このカードを送ったことが 有・無

ステムである。ラジオやテレビ塔は、広い範囲の人口――つまり視聴者――に放射線を出すことを目的としているので、ふつう人口密集地に建てられる。アンテナが低いことと、そこから発する放射線のタイプから、市民が浴びる無線周波のほとんどはＦＭラジオによるものである（ロバート・ベッカー博士は、私たちがソ連の一般人向けの無線周波安全基準を採用したなら、アメリカのほとんどのすべてのＦＭ放送局を閉鎖しなければならなくなるだろうと指摘している）。

数十年前から、無線周波放射線（マイクロ波は無線周波放射線のなかで最も強い）は健康に危険な影響をもたらすことがわかってきており、その影響は六〇ヘルツの周波数の放射線と同じか、それよりも有害な場合が多い。最近、ハワイとカンザスでの調査によって、送信タワーとレーダーの近くでがんの発生率が高いことがわかった（付録Aを参照）。ただし軍部が調査資金の大半を管理しているので、この調査結果はまじめに受け取られなかった（すぐれた考察を知りたければ、ニコラス・H・ステネックの『マイクロ波論争』を読むこと）。

無線周波の発信源に近づけば近づくほど、被曝量は大きくなる。放送アンテナ基地の近くや、送信ビームの方向にある丘陵や高層ビルの高い階では、被曝量が多くなる。住宅が多くの送信機にさらされる場合には、さらに問題が起る。カリフォルニアのある地域では、ＦＭラジオ塔が一二、テレビ用アンテナが一五あり、七・二ミリワット／平方センチ（一平方センチ当たりのマイクロワット）という高い被曝量である。極めて高い無線周波電磁波が摩天楼の最上部のレクリエーション・スペースや観覧席で観測されたが、摩天楼が他の高いビルの屋上にある放送タワー同士の線上にある場合は、とりわけその傾向がある。

レーダーや衛星ターミナルはふつう、人口密集地から離して設置され、住民を直接の（そして致死性の）被曝から守るために、安全ゾーンで囲まれている。しかしながら、空港や軍事基地の近くに住んでいる人々は、定期的にレーダーの放射線を被曝しているかもしれない。

アメリカの一般人向けの無線周波基準は最近改められて、これまで長らく使われてきた不適切な一〇ミリワット／平方センチから一ミリワット／平方センチになった。しかしながら、この基準は規制ではないことを考えると、そう喜んではいられない。これはあくまでも任意の基準で、政府は強制できないし、法廷でも利用できない。

自宅がラジオやテレビタワーからの電波の通り道上にあるとか、あるいは近くの空港のレーダービームの近くにあるとわかったなら、電磁場測定業者を雇って、電磁波を測定させたほうがよい。サンフランシスコのように、一部の都市ではすでに送信施設を人口密集地区から移転させる手段をとってきている。

デイビッド・カーペンター博士はニューヨーク州立大学公衆衛生学部長であり、前述の説明集会（二四一ページ）パネリストの一人であったが、「無線周波送信は、私たちが六〇ヘルツの電磁場に注目し始めた過程では調査されたことがなかった。社会全体として、これだけの通信をどれほど実際に必要としているかということを考える必要がある。私たちが現在もっている周波帯の中で一〇分の一の放送設備で十分ではないのか？」と語る。

八〇年代後半に、サンフランシスコの都心近くの丘にあるテレビ用送信タワー、スートロ・タワーをめぐって激論があった。市民グループは、無線周波放射がおそらく、ノア・バレー地区の小児がんの多発の原因であろうと考えた。この地区は、タワーの送信路に直接入ってしまうのだ。公衆衛生局によって調査が行なわれた。カリフォルニア州公衆衛生局のレイモンド・ニュートラ局長に宛てた一九八九年の書簡で、カリフォルニア州ロマ・リンダ大学のロス・アーディ博士は、次のように警告した。

「私は、米国規格協会（ＡＮＳＩ）基準Ｃ九五・１‐Ｌ九八二を基準点として使用している残念な点について、同報告の解釈に注意をうながしたい。ＡＮＳＩ基準は連邦通信委員会（ＦＣＣ）によってガイドラインとして受け入れられており、この時点ではすべての放送局によってその順守が要求されていたにもかかわらずである……。簡単にいうと、この基準を作成するときには主に技術者が作成に携わったのだが、電磁波の熱効果すら認識していなかった……。ＡＮＳＩ基準は、ほとんどすべての外国にてらしても古くなっており、環境保護庁は現在、ガイドラインを改正して、ＡＮＳＩの基本数値である三〇から三〇〇メガヘルツの周波数で一・〇ミリワット／平方センチの代わりに、上限を〇・一あるいは〇・〇一ミリワット／平方センチに設定することを求められている。この修正によって、アメリカは、カナダやほとんどの西ヨーロッパにおける基準案と並ぶことになるだろう」

アーディ博士はさらに、タワーの基部周辺で一九から四〇ミリワット／平方センチという測定値が記録されたことを指摘した。この数値は環境保護庁が数年前に、カリフォルニア大学のメディカルセンターの最上階で測定した数字と同じであった。メディカルセンターはスートロ・タワーと直線距離にあり、タワーの基部の金属レールの近くは一三二ミリワット／平方センチという高い数値を示し、照明ポストでは五三〇ミリワット／平方センチ、タワーの基部に隣接する道路では五から一〇ミリワット／平方センチという数値を示した。アーディ博士は懸念を表明し、「住居に隣接する細長い金属物体のそばでは、同じようなレベルの電磁波が発生しないと言えるだろうか」と述べて、公衆衛生局に、EPAがまもなく新しい基準を出す「見込み」があることを考慮するように忠告した。

結局、公衆衛生局はスートロ・タワーの原因説を無視し、ノア・バリーのがん多発の原因を突き止めることなく、通常の二倍にあたる二二件のあらゆる部位の小児がんについての七年にわたる調査を終了した。この報告を書いた公衆衛生局のアラン・ハウザー博士は、ノア・バレーのがん発生は「統計的なバラッキ」があると公の場で説明し、いかなる環境保護機関も全がんの増加には責任をもてないと言って、市民の疑惑を無視した。これは真実ではないばかりか――ダイオキシンのようなある種の発がん物質は、多数の部位にがんを発生することが知られている――その報告が一九八九年に作成された頃には、多くの研究で、磁場曝露が、子どもにあらゆる種類のがんの危険を発生させることが分かっていた。

どのくらいの数値を探すか

外に出て、地域における危険な磁場の発生源を見つけたなら、次にどうすべきか。電気にかかわる風景のなかで注意を促す黄色の旗が立っているようなところを見つけたとしよう。それはおそらく校庭のはずれにある配電所あるいは変電所の近くの高圧線だろう。磁場の発生源と思われるものを見つけたなら、ただちにすべきことは、実際の磁場を測定して、あなたや隣人を病気にさせるようなものでないかを調べることである。

どのくらいの数値の磁場を危険として見るかということについては激しい議論がある。専門家の間では、私たちの目安となる合意に到達していないので、私たちは自分たちで判断しなければならない。多くの専門家や役人たち、それに少数の地方政府が、たとえ一時的なものであれ公衆を保護するため、磁場の疫学調査から得られた三ミリガウスという分割点をガイドラインとして採用してきた。

私たちは、有害かもしれない磁場の測定値としては二・五ミリガウス以上と忠告している。しかしながら、今後、もっと低い値でも有害であることが判明する可能性はある。そうなれば、この暫定的な安全値を下方修正することが必要になるだろう。

一部の専門家、なかでもロバート・ベッカー博士は著書『クロス・カレント』（J・P・ターチャー、一九九〇年、邦訳『クロス・カレント』船瀬俊介訳、新森書房刊）のなかで、安全値は一ミリガウス以下という低い値であると判断している。政府や電力会社の多くの文書では、〇・五ミリガウスが六〇ヘルツの通常の環境レベルでの磁場曝露だとされている。カリフォルニア州バークレイの電磁科学インターナショナルのカール・ライリーによると、電気技術者が磁場問題を解決しようとするとき、一ミリガウス以下に下げようとベストをつくすという。ナンシー・ワルトハイマー博士は最近、多くの調査から得た疫学データをこれまでと違ったふうに、すなわち、磁場の強度と病気とではなくて、健康との関連性を立証しようとしていると語った。彼女が結論を出した強度は一ミリガウスである。

磁場の問題があるところでは、たいてい、その測定値はほとんどかならず三ミリガウスよりもはるかに高い。その測定値は六から一〇ミリガウスあたりであり、あるいは二〇ミリガウス以上であることも珍しくない。

あなたや家族が高い磁場を曝露しているかどうかを正確に評価するためには、二つの要因を考慮する必要がある。すなわち、磁場の強度と曝露の時間である。高い磁場を確認したなら、次に問うべきは、あなたや子どもたちが特定の磁場にさらされているのはどれくらいの時間か、ということである。

誰かが逆のことを立証しないかぎり、高い磁場に曝露する時間が長ければ長いほど危険であると考えるのが常識であり、これはほとんどの有害物質の曝露についてもいえることである。一般的に、どの強度なら安全であるか、という質問に答えることを断固として拒否している専門家でさえも、最終的にはメイズ・スウィコードのような答え方をするだろう。食品医薬品局の装置・放射線保健センターの科学者であるスウィコードはこう言った。「私は一〇ミリガウスの磁場の中には住みたくはない」

(曝露時間については、第五章で詳細に論ずる)。

多いほど有害だという警告は、発がん物質や、多くの既知の毒素に当てはまる一般的なモデルである。磁場についても同じことが言えるかどうかについては、多くの議論があるが、この理論を認めることのほうが正当である。磁場の危険な要素が、磁場そのものの強度ではなくて、一部の研究が示しているように、窓(特定の周波数)か、あるいはトランジェント(急激な電圧の変化で起きるスパイク〔突然起きる大きな振幅をもったパルス波——訳注〕のような、短い間だけ発生する磁場)のようなものであると判明したとしても、高い磁場にいる時間が長ければ長いほど、磁場のどの側面の有害性か分からないにせよ、その危険にさらされる可能性は高くなる。

地域社会にある特定の磁場発生源がもたらす一般人の健康への危険性を正しく評価するには、通常の環境での曝露の時間を考慮することも非常に重要である（個人の曝露の評価についても同じことが言えることが分かるだろう）。あなたは、一般市民にその曝露がどれほど広まっているかを知りたがるだろう。またおそらく、危険性を判断するために、多くの子どもたちが磁場と接触しているかどうかを知りたがるだろう。

たとえば、同じくらいの強度の二つの電磁場をくらべてみよう。ひとつは送電線から発生する電磁場で、もうひとつは使用ピーク時に近所の配電線から発生する電磁場である。一般人の健康という点では、どちらが危険であろうか。配電線の電磁場のほうが危険である。なぜなら、あなたや隣人は配電線の周囲の電磁場に日常的に曝露しているからである。

電磁場強度の測定

自分の周囲にある磁場の実際の強度を確かめるには、〝ガウスメーター〟と呼ばれる磁場メーターで測定しなければならない。専門家を雇って電磁場を測定してもらうか、あるいはメーターを買って自分で測定するかであるが、適切な装置があれば測定は簡単である。最近では、多くの都市で、工事会社からガウスメーターを借りることができる。この二つの方法の大きな違いはコストである。メーターを買って、自分で測定したほうがおそらく安くあがるだろう。測定を依頼すると、報告書の作成を含めて、一日約三〇〇ドルかかる。メーターを自分でもってさえいれば、どこでもすぐに測定することができる。一方、専門家を雇えば技術的な知識を教えてくれるばかりか、報告書も作成してくれるので、行政機関や審議会などと交渉しなければならないときに重宝する。さらに彼らの経験にもとづく有益な助言も利用できる。ときには、あなたの曝露のケースを、他の地域で見られるもっと大きな規模の曝露の例に照らして説明できるような人々と話すことに役立つ。

デイビッド・ビアマンは、カリフォルニア州バークレイの「安全な環境・住宅・オフィス試験所」の「家庭医」を自称している。ビアマンは最近、住宅の磁場を測定する機会がますます多くなってきている、という。とりわけ、多くの人々が、新しい住宅を購入する前に、磁場の強度を知りたがっている。本書で示したようにさまざまな場所で磁場を測定するだけでなく、ビアマンは全国で起こっている電磁場騒動についての情報をたくさんもっている。ビアマンはイリノイ州エバンストンの全国電磁場検査協会のメンバーである。

疑わしい電磁場を測定するために専門家の助けを欲しいと思っているけれども、その費用を払いたくなければ、電力会社に電話をかけてみよう。若干の電力会社はあなたの不動産の電磁場を測ってくれるだろう（しかしながら、ほとんどの電力会社は賃借人のためには測定してくれない）。広報担当者であるキャサリン・ムーアによると、サンフランシスコのパシフィック・ガス・アンド・エレクトリック社は「要求があれば、近所や自宅の電磁場強度を測定するが、その数字の解析はしない」という。さらに電力会社は、その強度が最も低い時間帯に測定するという悪評があるので注意すること（磁場は電線に流れる電流と相関関係があるものなので、変動が激しく、最高の測定値を得るためには電流のピーク時に測定しなければならない)。

多くの電気工事会社は、最近ではこうしたサービスを行なっているか、あるいは測定してくれる人を紹介してくれる。現在は関心が高まっているので、一週間も待てば、かならずどこかの環境会社の磁場測定サービスの広告が見つかる。新聞や雑誌の広告をみること。

カリフォルニア州サンタクララ郡のエナーテック・コンサルタンツ社は、この分野においてはどこよりも長い経験をもっており、アメリカの大規模な電磁場調査プロジェクトのほとんどで測定を担当している。同社を創設したマイケル・シルバ技師は、この分野では有名な専門家である。エナーテック社はまた、不安を抱いている地域社会や個人の住宅にもサービスを行なっている。

あなたがガウスメーターを購入して、自分で測定しようと思うなら、さまざまな仕様の装置がある。〝線量計〟とよばれる小さな個人用のガウスメーターは、体につけていると二四時間の被曝量を測定することができる。また数千ドルするが、マイクロ波の周波数を含めた広帯域を読み取ることができるメーターや、どこでもデータをプリントアウトできるメーターもある。安い住宅調査タイプのメーターは、手にもって移動することのできる携帯装置で、どこでもミリガウスの測定値をデジタルで表示する。これらの装置は扱いが非常に簡単である。

基本的に、二種類のガウスメーターがある。二つの部分に分かれているメーターは別個のセンサー(電磁場をひろいあげるコイル状の装置)と、読みだし装置を含んでいる計器本体で構成されている。もうひとつのタイプでは、両方のパーツがひとつのモジュールに組み込まれている。たいてい、一般住宅のために設計された安いタイプは小さくて、軽くて、使いやすい。私がもっているのは、マグネティック・サイエンシス・インターナショナル（MSI）のマグチェック二〇／二五で、別個のセンサー（プローブ）を、計器本体にはめこんで簡単に扱えるもので、長い電線でつなげば、遠くでも測定することができる。

調査を行なう前に、自分が電磁場がかなり強いところにいるかどうかを確認すること。測定しようと思っている電磁場の発生源から、電気ショックを受けないようにかならず気をつけること（もちろん、メーター自体は、電気ショックの害を最小限に抑えるように設計されている）。あなたがさらされる電磁場の害を考慮し、実際に曝露する時間を少なくするように注意すること。

こうしたことを念頭において、ようやく電磁場測定の準備が整った。まず第一に、メーターについている説明書を読むこと。詳しく書かれているので、その通りにすればよい。マニュアルにしたがって、ガウスメーターを用意する。マグチェック測定器のメーカーであるマグネティック・サイエンシス・インターナショナルが書いているように、「あなたや家族友人の磁場曝露を減らすために行動する」用意ができたわけである。

第一にあなたがなすべきことは、正確な数値を知るために、メーター（二つのパーツに分かれている装置であれば、センサー）をどれくらい回転させなければならないかという感触をつかむことである。そのねらいは、むらのない最大の数値を得るまで、センサーを回転しつづけるためである。二つのパーツに分かれているガウスメーターをもっているなら、本体のパーツのほうはできるだけ静かに保ちながら、正確な数値に落ち着くまで、センサーのほうをゆっくり回転させる練習をしたほうがよい。

産業界が一般的に使っている標準的な計算方法を利用して、あなたの周辺の高圧線の電磁場強度を確認することができる。現実には、電力会社で働いている電気技術者はめったに現場に出て、電磁場を測定することがなく、彼らはコンピュータの前にすわり、そのための特別プログラムを使って、高圧線の電圧にもとづいて数値を計算する。あるいは、彼らは電力研究所（EPRI）が発行した『送電線ハンドブック』のような出版物を利用している。この中には高圧線の近くの電磁場を計算するための物理的な方程式がのっている。

もう一つの認められている方法は、一部の疫学的調査で利用されているものだが、電線配置コードにもとづいて、電磁場の強度を評価する方法である。このコードは、住宅の近くの電線の電流を推定し、それによって電磁場の強度を推定するために作成されたものである（第六章で、自宅の電磁場を評価する手段として、これらの電線の配置を詳しく説明している）。

何をなすべきか

疑問はまだ残っている。地域住民の健康に害を与えるような強い電磁場を見つけたなら、あなたは何をなすべきか。それは、どれほどあなたが変革を望み、どれほど頑張り通すかにかかっている。

この本を最後まで読んで、電磁場の害を認識したなら、何らかの地域的な集会を呼びかけて、隣人や議員にあなたの懸念を伝えなければならない。それがきっかけとなって、電力会社との話し合いが始まるかもしれない。

この本を参考にして、あなたや懸念をもつ市民グループは、説得力のある資料をまとめて、磁場の危険性を認識していない人々に配布しなければならない。それから、信頼できる専門家を連れてきて、地域社会で話をしてもらうよう試みる。最初の組織化の段階は時間がかかるが、地域社会を味方につけなければ、変革のための効果的なロビー活動を起こすことはできない。人々が本当に問題があると認識しないかぎりは、誰ひとりとして本腰を入れて変革しようとはしないものである。

少なくとも、スタート時点では、そうせざるを得ないようになるまでは、敵対的な立場をとることを避け、地域社会を分裂させないように最善をつくすこと。教育委員会、市議会、他の不動産所有者も、あなたと同じように市民の健康に関心をもっているという姿勢を示すこと。あなたの住む地域社会で、不安であるというコンセンサスを得たなら、どのような勧告をすべきであろうか。それは、あなたが取り組もうとしている個別の問題によりけりである。しかし、解決策について少しのヒントを与えるとするなら、地域社会が普通とっている道は次のようなものである。

新しい高圧線の立地についての問題を例としてとりあげよう。その場合は、できるだけ多くの支持を地域社会から集めて、議員に働きかけ、公益事業委員会（一部の州では公共サービス委員会）に問題をもちこむ。

送電線用地の電磁場規制についての状況は注目する必要がある。一部の地域は既存の送電線用地を広げることに成功した。もちろん、この方法は、送電線の周辺にまだ空き地がある場合にのみ可能である。現在のところ、ほとんどの高圧線用地の規制は、電磁場の健康への危険性を考慮に入れていない古い基準にもとづいており、その当時にわかっていた唯一の危険、すなわち電気ショックの危険から一般市民を守るために定められたものである。ほとんどの送電線用地規則は、高圧線から三〇〇フイート（約九一メートル）以内の住宅建設を認めているが、この制限では不十分である。たいてい、電磁場に関連する規則はＡＬＡＲＡ（“as low as reasonably achievable”＝合理的に達成できるだけ低く）にもとづいている。電力業界が、基準の変更に反対するロビー活動を行なって、まだ十分な事実が判明していないという、聞き飽きた主張を使ってもムダである。そうではあるが、ある電力会社のスポークスマンは「十分な情報がなければ、規則は必要がない」といった。

選挙民から防護を要求されている多くの善意の公務員は、科学をとりまく論争には行き詰まりを感じている。電磁場は国民の健康に危険はないと主張する科学者がまだいるときに、どうやって規則をつくればよいだろうか。政府関係者の間でよく聞かれる議論は、「規制をつくるつもりなら、明確な科学的情報にもとづくべきであり、政治的な便宜主義によってはならない」という意見である（ある場合には、基準が国民に間違った安全意識をもたせるための官僚的な手段にすぎないことも事実である）。

しかし、アメリカにおいては、磁場を規制するための規則は、未だにおおむね不十分であるという事実がある。たとえば、フロリダ州とニューヨーク州は、現在のところ、彼らが慎重な暫定的磁場規制と見なしている規則を定めている唯一の州であるが、それでも両州の制限値はともに高すぎる。ニューヨーク州では、「送電線の用地、変電所、レーダー施設、その他の非電離放射線、電場、磁場の発生源における最大の電磁場」についての暫定的基準の法案で、以下のような磁場曝露強度を提案している。

・二三万ボルト以下の送電線用地の境界線の外側で、あるいは新変電所の敷地の境界線で一五〇ミリガウス。

・五〇万ボルトの送電線用地の境界線の外側で、あるいは五〇万ボルトの送電線が経由する新規変電所の敷地の境界線で、最大磁場が二〇〇ミリガウス。

勧告の基本的な仮定に誤りがある。「この暫定的な基準は……将来の主要な送電線施設用地の境界における電磁場が、州全体で現在使われている多くの三四万五〇〇〇ボルトの送電線に特有の電磁場よりも強くならないようにするつもりだ」というところである。立法議員たちは、「現行の電磁場曝露強度が増加しないように防止する」基準をもとめている。しかし、現状の論議を基にしているため、新しい基準ができたとしても、極めて不十分なものになるだろう。

フロリダ州の送電線のコーディネーターのジョー・ノートンが、五〇万ボルトの送電線から二〇〇〇フィート（約六〇〇メートル）離れたところで、六ミリガウスの磁場を測定した、と考えてみよう。ノートンはフロリダ州の電磁場基準の論争の真っ只中に数年間もいたが、そのような規制が将来できるかどうかについては悲観的である。「そのような規制が設定されないのは、責任問題があるからだ」と彼は説明する。「どこの政府機関もこの問題については他よりも先走りたくはない。政府というものは本来、現状にしがみつきたいものなのだ」（ちなみに、電力会社を代弁している法律事務所が、フロリダ州の送電線の立地手続きを作成した）。DERは、この問題では非常に非協力的で、ついにヒルズボロー郡は、州に安全な電磁場の制限値を設定させるために、電磁場訴訟を再開することを検討しているほどである。

ニューヨーク州法案は、「環境や市民の健康に危険があると判断されたなら、レーダー施設、電気施設、その他の発生源の売却あるいは設置」を禁止する権限を州の環境保全部に認めるものである。

いくつかの地域社会ではすでに、架空高圧線から子どもたちを遠ざける規則を定めた。イリノイ州は現在のところ、州の上院に、送電線を学校から少なくとも五〇〇フィートは遠ざけ、住民に対しては二ミリガウスの送電線の制限値を設定することを電力会社に義務づける法案を提出している。オレゴン州のボーンビル電力委員会は、送電線の用地に遊び場を設置することの一時停止を可決した。

送電線の規則によって、この問題に有意義な取り組みができるかどうかは、採用された基準にかかっている。最新の制限値でさえも欠陥がある。たとえば、カリフォルニア州の教育局は、きわめて善意から出た行動であるが、高圧送電線に関連する以下のようなガイドラインを定めた。

・一〇〜一一万ボルト送電線の用地から一〇〇フィート（約三〇メートル）
・二二〜二三万ボルト送電線の用地から一五〇フィート（約四六メートル）
・三四万五〇〇〇ボルト送電線の用地から二五〇フィート（約七六メートル）
・五〇万ボルト送電線の用地から三五〇フィート（約一〇七メートル）

残念ながら、これらの勧告は十分に厳しいものではない。とりわけ、ジョー・ノートンが、五〇万ボルト送電線から二〇〇〇フィート（約六一〇メートル）の地点で一〇ミリガウスの磁場を測定したことを考えるとなおさらである。カリフォルニア州教育局は、送電線の用地の近くに建てることになる学校の立地を再検討するのに、伝統的な手法をとっている。学校を送電線の用地の近くに建てる計画を審査するときには、カリフォルニア州教育局は以下のような要素を考慮すべきだと規定している。

一　この地区にとって、送電線用地の近くに立地することが、なぜ必要なのであろうか。ほかの選択肢はないのだろうか。
二　地区は電力会社と接触して、会社が送電線の電圧を上げる意図がないかどうかを話し合ったか。
三　電力会社は、将来のある時点で用地に他の鉄塔を建設するつもりだろうか。

地域社会が住民の電磁場曝露を制限するための計画のもうひとつの項目は、新しい高圧線ルートについての規制である。もちろん、規則は簡単にすべきで、高圧線を人口密集地域や子どもの施設から遠ざけるべきである。ロードアイランド、ウィスコンシン、ミシガン、ミズーリ、ワシントンなどの州はすでに、新しい高圧線の立地についていったん停止とするように動いている。ワシントン州は、送電線を工業地域に限定する条令を可決した。ワシントン州のホワットコム郡の住民が可決したと誤解してはいけない。ホワットコム郡は、おそらく磁場曝露を取り締まる条令を可決した最初の郡であったが、その条令は、送電線の電流ではなくて、電圧に関する法律にもとづいていた。しかし、磁場を引き起こすのは電流である。この区域分けの条令はこう規定している。「高圧送電線から発生するような電磁場に曝露すれば、健康への危険性が伴うがゆえに……一一万五〇〇〇ボルト以上の送電線には、条件的使用を認められない」。条令では送電線における電流については何も規定していないので、悲しいことに目標がない。したがって、地域社会でこの問題に取り組むためには、送電線用地における実際の磁場について、かならず制限値を設定することである。さらに、送電線の磁場の近くにおける新規建設を制限するような条令を検討すること。

電力会社に対しては、疑わしきは罰せずの態度をとること。ひとつには、市民が受けている磁場曝露が全面的に電力会社の責任ではないかもしれない。あなたの住む地域社会においても、全国の多くの地域と同様に、住民から遠く離れていた高圧線の近くに、どんどん住宅地が進出してきたのかもしれない。今日においては、全国の民間電力会社のますます多くが、送電線の強い磁場から住民を保護する責任をもつようになってきたことは事実である。多くの電力事業のコングロマリットが参加企業に、新規の送電線を建設する場合は人口密集地から離すように指示していることを知ったら、あなたは驚くかもしれない。

環境プランナーのアンドリュー・O・ラインハンによると、電力会社は、立地の決定を下すときに、電磁場を考慮することが義務づけられている。ラインハンが一九九一年九月にワシントン州電磁場専門委員会に提出した報告書で、こう述べている。「電磁場は大きな問題になってきており、電力会社がルート選択の調査をする際、路線設定を評価する要因として、電磁場回避を明確に考慮することを、地域社会や規制官が期待するようになっている」。電磁場回避は、以下のような立地規準にも反映されている。「用地選択の手続きにおいては、現存あるいは計画中の住宅、学校、その他の使用頻度の高い地区を避けることを最優先する」という規準、さらに「電磁場に敏感なレセプター（生物学の用語で受容体のこと――訳注）への曝露を最小限にする路線用地」であることを確認するという規準である（電磁場に敏感なレセプターというのは、住宅、学校、公園、オフィスビルなどである）。

電力会社で働く技術者たちは、送電線から発生する電磁場を少なくする方法を開発するために一生懸命に働いている。たとえば、新しい設計の配電システムが開発されており、そのなかには磁場を少なくするための低圧の二次地下送電線がある。さらに、彼らはできるところでは、送電線のバランスをとろうとしている。これは電線をひとまとめにして、電線の電荷を中性にして、強い磁場を回避する方法である。新しい送電線の形状は、磁場の発生を半分におさえることができる。

しかしながら、さまざまな複雑な理由から、配電線のバランスをとることはかなり難しい。エンパイヤ・ステート電力調査会社が行なっている電磁場軽減研究プロジェクトのスチュワート・マウラー研究主任によると、「配電線の場合、唯一の解決策は、住居からできるだけ遠くに離す」ことである（配電線の磁場については第六章で詳しく考察する）。

電力会社はすでに多額の金を投入して、高圧線の磁場を管理するためのさまざまな工学的な方法を開発している。こうした技術の一部は次のようなものである。

・電線に流れる全体の電流をゼロに近づけるために、低電圧の逆電流をつくる（高圧線と低圧線とを近くに配置すると、相殺される）。
・電線を一緒にまとめて地下に埋める（まとめない場合、電線を埋めても、埋めた電線はわずか数フィート地下に、架空の配電線は三〇フィート（約九・一メートル）の電柱にあるので、地面の近くで電磁場が発生する）。電線を埋めるのは非常に高くつく。

・磁場を少なくするために、デルタ結線（電線の接続の方法——訳注）などの特別な回路の形状を用いることも可能である。この解決方法にも問題がある。古い電線の電気装置を全部替えなければならないので、非常にコストがかかるからである（このシステムは現在スウェーデンで使われている）。
・間隔をあけている導体（電線）を密着させる方法で、これは緻密化とか、束ねるというふうによばれる。この方法は労働者にとって、電気ショックの危険性が大きくなる（技術者たちが取り組んでいる課題のひとつは、電気ショックの危険が大きな電線のメンテナンスを、人間の代わりにやってくれるロボットを開発することである）。電線を束ねるにも別に問題が出てくる。導体線を一緒にすると、雪や氷がその上に積もって、停電する可能性があることである。
・電線に異なる三相送電方式を使って、それらの相が密着して相殺しあうようにする。
・ある回路では、低リアクタンスの逆相の形状を使って、磁場をほぼ半分にカットする。これは、とくに新しい電線を使用する場合には、比較的に安い解決方法であり、全国のいくつかの場所で現在利用されている。
・変電所で相を変えて、バランスよくすることによって、磁場を低減する。
・電線の数を変えたり、各電線の電圧を変えたりすることによって、一本の電線に流れる電流の量をコントロールする。たとえば、一本の高圧送電線で四万ボルトを地区に送電する代わりに、三本の低圧線で同じ電力を送ることができる。しかし、これもピーク時には問題が生じ、低圧線で大きな電力を流そうとすると、高圧の配電線の場合よりも、実際には大きな電流を生じうる。
・通常の三相の代わりに、六相以上の導体線を使用する。この方法はハイ・フェーズ・オーダー

（HPO）送電とよばれており、配電線で高い電圧を送っても、磁場をカットすることができる。HPO送電は多くの国で住宅用電力システムに使用されているが、アメリカでは、工場に電力を送るためにのみ使用されている。

・新しいルートに電線を設置するのでなく、既存の用地に電線をまとめる。追加した電線によって、元の電線の電流を相殺するように設計することができる。

・形状を改良したり、新しい材料を使用したり、新しい回路や形状設計を使って、磁場の少ない電線をつくる。

こうした軽減方法は賛否両論があり、広く使用される可能性はないようだ。実際のところ、マサチューセッツにある電力研究所の高圧送電研究センターの主任、ルチアーノ・ザファネラは次のように述べる（マサチューセッツは電磁場管理研究のために設定されたモデル地域）。

「現在のところ、こうした技術を実施しようという関心はありません。私たちの究極的な関心は、その必要性が立証された場合に、電線から出る磁場を管理することができるだろうかということです。電力システムにおけるいかなる変化も、電気システムの特徴が変わるということを意味し、ひいては電力供給においても問題が出てきます。私たちはこの問題を意思決定者や社会全体にまかせるつもりです。彼らが、最終的に、その利益が経費や不便に値するかどうかの判断を下すことでしょう」

送電線の磁場について、どの点から見ても、唯一慎重な回避を実践できるのは電力会社そのものだということは忘れてはならない。市民の保護のため、電力会社と議員は、地域社会における電磁場問題に何らかの解決方法を考えだすことができるはずであるし、そうすべきである。そうした解決策には、校庭の危険地点に柵をつくることから、オフィスビルに近接している電柱の変圧器の回路を設計し直すことや、人口密集地域で高い磁場をつくる送電線の立地のモラトリアムを宣言することなどがある。

第六章　家庭の電磁場

ええ、私は心配です。住宅を測定した時に、二人の子どもを抱えた親がいるとなると、いい加減な回答はできませんから、とても苦痛です。（スチュワート・マウラー博士、ニューヨーク技術研究所とエンパイア・ステート電力調査会社の電磁場調査プログラム）

ニューヨークの代理人であるフランク・アーウィングは、マンハッタンのアッパー・ウェスト・サイドの高級アパートで「何か電気的な問題がある」と最初に気づくようになったのは、彼と妻のブリゲッタが「あたりの空気にパチパチとはじけるような音」を耳にした時からだった、と語った。その後、妻はアパートに長時間いると、気分が悪いと感じるようになった。フランクもまた自宅にいると頭痛や恒常的な不快感を感じた。彼は「外に働きにでかけると大丈夫なのだが、一日休みをとって、自宅にいると必ず、とても嫌な気分になった。頭痛がして、脚が痙攣し、ぐっすり眠れなくなった。いつもとても気分が悪かった」と回想する。

アーウィングは電磁場について、テレビ放送を見たことがあったので、アパートの電磁場を測ってもらうことにした。彼は非常にショックを受けた。「環境保護庁は私のアパートで六から二二ミリガウスという測定値を出したのです。アパートの変圧器が私たちの部屋のすぐ隣にあり、信じられないほどの高い磁場を出していました。電気管理局がやってきて、家主に注意を促したのですが、家主は変圧器を直しませんでした」。

アーウィングは情報と問題の解決策をもとめて、「答えを出してくれそうなすべての行政機関」に個人的に接触したという。しかしながらどの機関も助言を出してくれそうもなかった。コンソリデイティド・エディソン社は問題はないと言った。「保健局や何らかの規制委員会が『そこは危険だから、出なさい』と言わないのはまったく信じられないことです」と、アーウィングは語った。

アメリカでは助言を得ることができなかったので、ブリゲッタは昔働いていたスウェーデンの大病院に電話をかけて相談した。スウェーデンの友人たちは、この件について調べると約束してくれた。数日して電話をくれた友人たちは、彼女にこういった。「私たちがチェックしてみた。この電磁場は非常に高い。引っ越したほうがよい」。

家主がこの問題を改善するための処置をまったくとらないので、アーウィング夫妻は弁護士の助言で家賃の支払いを留保し、変圧器を直すように要求した。ところが、家主は彼らを裁判に訴えて、立ち退きを迫った。アーウィングは法廷にとって返し、引っ越し費用を取り戻そうとした。だが判事は電磁場については何も知らないので、このような事件で法廷の時間を浪費するわけにはゆかないといった。「すべてが私たちの生活にとって悲劇となりました。金銭的にも費用は非常に高くつき、私たちの心も非常に傷つきました」。

ニューヨークでは、アーウィング夫妻が住んでいるような、非常に大規模の賃借住宅の場合、電力引き込み点の顧客サイドの配線工事と変圧器については家主が責任をもつことになっている。言い換えると、電力会社は建物に電力を運ぶところまでしかやらない。その後、テナントに電力を分配するのは家主の責任なのである。その仕事は、市の規則にしたがって行なわれなければならないが、このケースのように、法規の執行は甘くなりがちである。

アーウィングは新しいアパートの賃貸契約を結ぶ前に測定してもらったが、しかし、前のアパートのことがまだ彼の気にかかっていた。彼が知る限り、変圧器はまだ高い磁場を放っており、そのビルに住む人々は危険にさらされている。彼はこう言った。「多くの人々はこの問題にとても不安になっている。私たちはモルモットになりたくない。いまビルの入居者はどうしているだろうか。彼ら全員が引っ越しできるだけの金銭的な余裕があるわけではない。一般人の保護はどうだろうか」。現在、フランク・アーウィングは空いた時間のほとんどを使って集会に出席し、電磁場の害について人々に説こうと試みている。「私たちの身にふりかかった出来事によって、これから何年もかけて電磁場問題を人々に伝えることになりそうだ」。

アーウィング夫妻のように、多くの人々ができるだけ磁場にさらされないようにすることによって、自分たち自身で問題を管理しようと決意した。全国の市民が、検査員に来てもらったり、ガウスメーターを購入して、磁場を自分で測定している。自宅の電磁場を測定し、過度に曝露していないと分かれば、安心することができるかもしれない。電力研究所によると、住居の磁場は一般には〇・五から一〇ミリガウスまでの間だという。しかし、最近行なわれた調査の多くでは、ほとんどの住居が〇・五ミリガウス以下であった。デンバーの大規模な調査では、上位の一〇％のみが、一・八二ミリガウス以上の磁場であった。

もちろん、自宅の電磁場を測定することで、すべてのことが分かるわけではない。ほとんどの人々は複数の曝露を体験しているからである。大人の場合の曝露は、自宅、職場、通勤途中の電磁場が組み合わされている。

測定はどこで、どのようにすべきか

カリフォルニア州保健局は、自分で測定したいと思っている自宅所有者のために、すぐれた「住居の六〇ヘルツ磁場測定プロトコル案」をまとめた。以下のガイドラインは、この有益な文書（カリフォルニア州保健局から入手可能）を参照している。プロトコルでは、データシートとスケッチブックを利用して、行く先々の測定値を記録するように勧めている（図5を参照）。データシートの上に、名前と住所、日付け、測定時間を記入する。それから、空いているところに自宅と敷地の特徴を大ざっぱに描く。自宅や敷地に近い最寄りの電力会社の磁場発生源である配電線、送電線、変電所などの位置を記入する。このように記入しておくと、後になって高い磁場の発生源をつきとめようとするときに役立つ。

これで測定の準備が整った（ガウスメーターの使い方は第五章を参照）。プロトコルでは裏庭から始めるように指示している。

・住宅の四角で、地面と壁から三フィート（約九一センチ）の測定値を記録する。建物の壁から直角の方向に進む。壁からスタートして、六フィート（約一八三センチ）ごとに測定して、図に記録する。

・電力設備の近くでは、住宅に付いている電力引き込み口からおおむね直角の方向に進む（電力引き込み口は、外部の電線が屋内の電線に接続しているところであり、また主要ブレーカーと電力量計があるところである）。六フィートごとに測定値を記録する。

・同じ方法で、敷地の上や近くにある配電線の概要をつかむことができる。

部屋ごとの電磁場の調査を実施

これで屋内の電磁場を測定する用意ができた。一回測定値をとりたいならば、平均すればよい。自宅で危険な電磁場の測定値が出たなら、間違いなく、再度測定を繰り返して、チェックしたくなるだろう。

かならず、電力使用のピーク時に測定すること。ほとんどの人が自宅にいて電気を使っているような夕方の食事時に調査をするのが最適である（すでに見てきたとおり、都会に住んでいるなら、近所の家庭での電力使用は、あなたの自宅の中や周辺の電磁場に大きな影響を与えうる）。

玄関扉から測定を始めよう。かならず電力引き込み点を測定すること。つまり、引き込み点は、送電システムから送られた電気が、自宅の壁の配線（メインスイッチ、ヒューズ、メーターが入っているボックスやパネル）につながるところである。その接続パネルが内側の壁にとりつけてあれば、かならず外側も測定すること。ふつうの壁は磁場を遮蔽しないので、高い測定値となるだろう。非常に高い磁場の真ん中に家具（たぶん椅子）を置いていたなら、別の場所に移したほうが賢明である。ポーチが

図5　データシート（カリフォルニア州保健局より）

50Hz／60Hz磁場測定データシート

住　所		測定者	
名　称		氏　名	
住　所		住　所	
郵便番号		郵便番号	
電　話		電　話	
日　付		会社名	
時　間		測定器の機種	

住居、電力設備などの配置図

N

この配置図に部屋と、重要なスポットを書き込んで下さい。

測定結果（ミリガウス）

部屋	中　央
A玄　関	
B居　間	
C台　所	
Dベッドルーム1	
E ベッドルーム2	
F ベッドルーム3	
Gベッドルーム4	
H	
平均（ミリガウス）	

家電製品	部　屋	10センチ	45センチ

電力引き込み点の外側にあれば、そこも同じようにかならず測定すること（図6を見よ）。

家のなかで最もよく利用する部屋、すなわち寝室、台所、居間などに移ろう。部屋の中央の地面からおよそ三フィート（約九〇センチ）のところを測定する。寝室では、それぞれのベッドの中央から八インチ（約二〇センチ）のところを測定する。かならず磁場のレベルを記録しながら行なうこと。この章の後半で、高い電磁場の発生源の見つけ方について説明する。

部屋ごとに磁場を調べるなら、各部屋の中心点だけでなく最もよく使う場所をかならず測定することが大事である。特に、お気に入りの場所は念入りに調べること。その周辺の磁場が高かったら、お気に入りの場所を変えること。子どもたちが長くいる場所には特に注目し、その周辺の磁場を入念にチェックすること。子どもたちが高い磁場の中で遊んだり、眠ったりしているかもしれないからである。もしそうなら、部屋を模様替えして、子どもたちを高い磁場から離すこと。

自宅のいろいろな部屋の磁場を測定する場合には、各部屋の家電製品をリストアップすべきである。多くの研究で、家庭の磁場の総強度には、家電製品はたいして影響を及ぼさないということが分かっている。しかし、家電製品の使い方によって、曝露量は非常に大きく変わる。壁のコンセントに接続している家電製品はすべて、磁場をつくる（電池で動く家電製品は磁場を生じないが、充電器には生じる）。多くの家電製品が高い磁場を発生する。たとえば、電気毛布（五〇～一〇〇ミリガウス、新しい「磁場低減」タイプでは五～一〇ミリガウス）、ヘアドライアー（三～一四〇〇ミリガウス）、電気ひげ剃り機（一四～一六〇〇ミリガウス）、トースター（一〇～六〇ミリガウス）。いくつかの特定の家電製品（電気毛布、ウォーターベッドのヒーター、黒白テレビ、ヘアドライアー）は、多くの調査で、がんや生殖障害と関連づけ

図6　標準的な家庭用電力引込み線

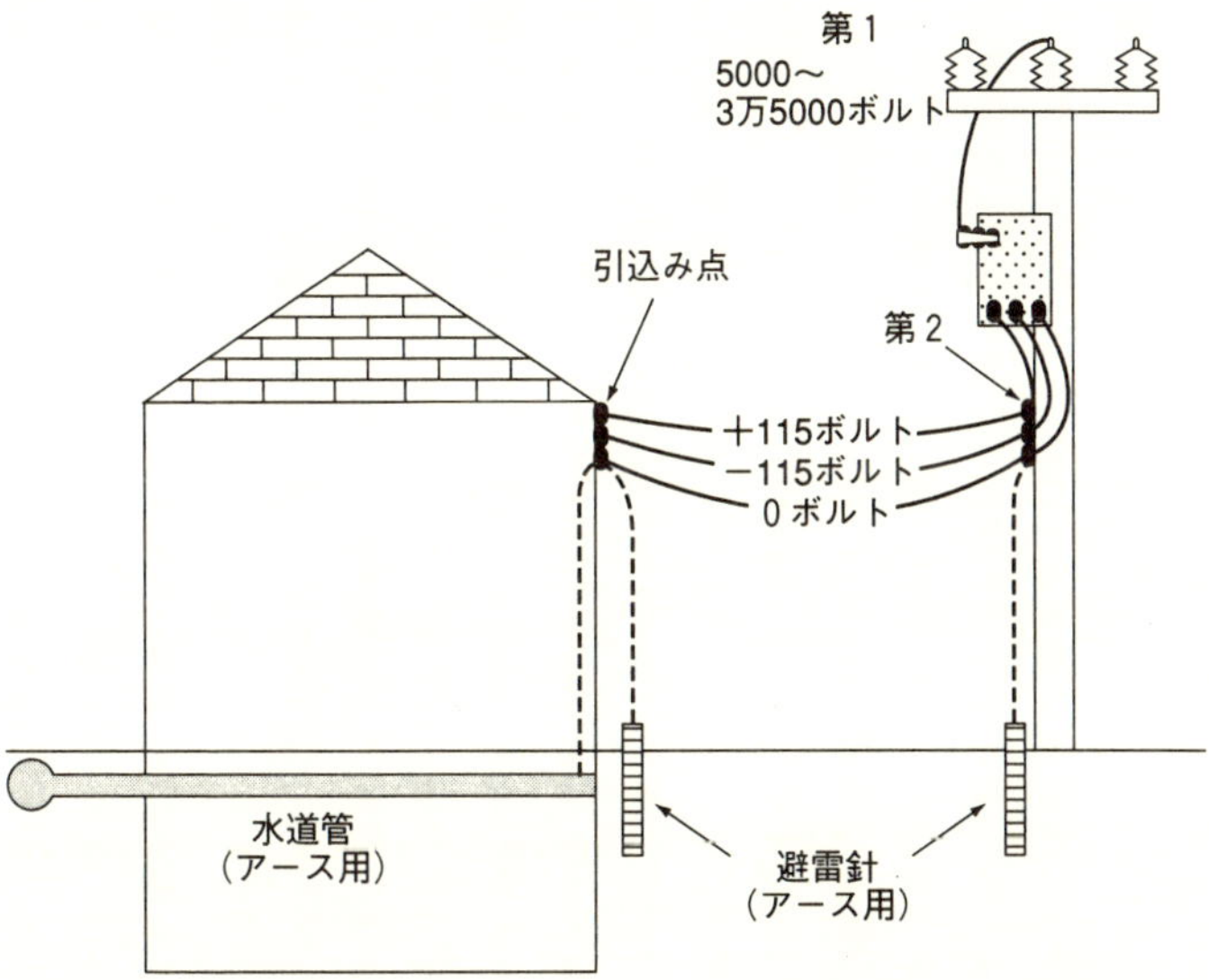

られている。
家電製品はその正面だけでなく、全方向に磁場を放出する。とくに、多くの大型家電製品はその背後のモーターが置かれているところから非常に強い磁場を出す。家電製品の大きさで磁場を判断することはできない。実際に測定しなければならない。多くの小型家電製品が、内蔵しているモーターの種類によっては、驚くほど強い磁場を放つ。モーターがある場所や、最も強い磁場が放出されている場所を見つけるには、家電製品の全方向をかならず測定すること。
家電製品の磁場で覚えておくべき重要なことは、発生源から離れれば離れるほど、磁場は小さくなり、ついには消滅するということである。家電製品から放たれる強い磁場の場合、発生源から遠ざかれば激減するというのは、よい知らせである。磁場から逃れるためには、それほど遠くまで離れる必要はない。たいていは一～二フィート（約三〇～六〇センチ）で十分である。調査によると、家電製品から一フィート離れたところで測定すると、九五％が一ミリガウスであった。五フィート離れると、一ミリガウス以下になる。

家電製品からの磁場について述べるときには、三フィート（約九一センチ）がマジックナンバー（安全距離――訳注）となる。鉄則は、家電製品から距離をとることである。他の磁場発生源と違って、家電製品の磁場は離れるにしたがって、著しく低減する。ほんの二、三フィートでもよい。三フィートが、普通の電気製品と身体との間にとるべき最適な安全ゾーンである。残念なことに、これが必ずしも実行できないのは、携帯用の家電製品の多くは、体に近づけて使わなければならないからである。

家電製品によって曝露時間に大きな開きがある。小さな携帯用の家電製品の多くは、数分しか使用しない。一方、テレビの前にすわる人々は毎日、何時間も曝露する。

残念ながら、ひとにぎりの電気毛布メーカーを除いて、現在のところ、低磁場の家電製品は市場に出ていない。家電メーカーは全体としては、製品の危険性が立証されていないという立場をとっているので、率先して製品の磁場を減らそうとはしないのである。改良すれば非常に高くつくので、そのコストは消費者に転嫁されるとメーカーは言うが、アメリカの自動車産業は、車の設計を変え、同時に安全性を高めるために、二年ごとに工場の機械を全面的に取り替えているのに、それでも人々は自動車を買っているということを思い出そう。テキサス大学のウェンドル・ウィンターズ博士によれば、家電製品の磁場を低減するのには、それほどコストがかからないという。「そうした家電製品の改良設計の責任者次第です。多くの場合、この点はすぐに改良することができ、たいした費用はかかりません。磁場を家電から除去するのは実質簡単で、配線の方法を変えるだけでよいのです」。もうひとつの方法は、多くの小型家電製品で使われている安いモーターを取り替えることである。

家電製造業者組合（ＡＨＡＭ）の広報副部長メリー・ギレスピーは、メーカーが磁場を低減するために商品の設計を変えていないのは、「健康のためには磁場を低減したほうがよいという科学的な証拠がないからです」と語る。一九八九年に出された「家電製品と電磁場」についての業界の見解が、いまだにＡＨＡＭによって消費者やメディアに伝えられている。この文書は次のように述べている。「私たちが知るかぎり、健康への影響は立証されていない。学会の現在のコンセンサスは、明確な因果関係の証拠はないというものである」。そして「家電会社は健康への危険性についての状況をモニターしている。健康のデータと分析がもっと集まった段階で、業界もしかるべき対応をするであろう」というものである。

そのときが来るまでは、自宅に欠かせない個々の家電製品について、自分たちで判断を下したほうが間違いなく賢明である。たとえば、デイビッド・カーペンター博士はこう述べる。「今日、良識的な人間なら、電気毛布を使ったり、子どもにヘアドライアーを使わせたりしません」。

寝室に行こう。まずベッドの上、八インチ（約二〇センチ）のところを測定する。眠っている場所が危険であるなら、すぐにそのベッドを移動すること。数値が低い場所を見つけて、そこにベッドを置く。寝室によくある最も危険な二つの家電製品、すなわち電気毛布とウォーターベッドのヒーターにも注意しよう。多くの研究で、この二つの家電製品と、流産、脳腫瘍、白血病の増加との間に関連性があることが指摘されている。ワルトハイマーとリーパーは、電気毛布から一五ミリガウス、ウォーターベッドからは三〜四ミリガウスの磁場を測定しており、妊娠中に電気毛布を使った母親の子どもは、脳腫瘍にかかる確率が二倍半高くなり、母親がヒーターで暖めるベッドを使っていると、流産する確率が高くなると報告した。たいていの人は、ひと晩に七時間か八時間もその電磁場の中に横たわるので、その危険性はさらに大きくなる。それに加えさらに問題なのは、こうした製品のサーモスタットは一晩中、ついたり消えたりしているので、利用者は急激な磁場の変化にさらされる。電気毛布の磁場の害を避ける唯一の方法は、ベッドに入る前に、コンセントを抜くことである（電気アンカも同じ問題がある）。ウォーターベッドはヒーターを一年中つけっぱなしにしなければならないので、もっと悪い。ニュージャージー州の放射線防護委員会のフレッド・スターツァー博士はこう語る。

「磁場を九五％低減させた電気毛布をつくることは非常に簡単である。ほんのちょっとした改良だけで、コストもかからない。電線を反対方向にするだけで、磁場は相殺される。新しい電気毛布はすべて磁場の発生を抑えている。問題は、大多数の人々がいまだに古い型の毛布を使っていることだ。私は、この問題について厳しい規制をつくることに賛成であり、人々に古い毛布を使うなと警告している。人々にそのような毛布をかけて寝させてはならない。古い型の電気毛布からの電磁場は夜間における体内のメラトニン産生に影響する（第四章を参照）。一般に、主要なホルモンに大きな影響を与えるようなことは何でも避けるべきである。役人はこの件について何らかの措置を絶対にとるべきである」

あなたが古い電気毛布をもっているなら、使うのを止めるか、使うときにはコンセントからプラグを抜くべきである。

もうひとつ寝室にある強い発生源は、針のついた古い型のアナログ時計である（デジタルや電池式の時計は磁場が発生しない）。ここでも、問題は強い磁場と曝露時間の長さである。つまり夜通し頭のすぐ近くに時計を置いて寝ることだ。解決方法は簡単である。少なくとも三フィートは離すか、電池式の時計に取り替えること。

ラジオ、ステレオ、テレビ（とくに、古い黒白テレビをまだもっている場合）は、すべてを測定すべきである。同じことは、ベッドサイドのテーブルに置いているかもしれない携帯電話についても言える。

電熱源から生じる磁場をチェックするのを忘れないこと。あなたは壁のボードに電気ヒーターを取りつけたり、ポータブルの電気コイル式ヒーターを使っているかもしれない。それらの周辺の磁場を測定し、もし高ければ、あなたや家族が高い磁場にさらされないようなところにそれらを移動すること。親がベビーベッドや子どものベッドを暖めようと、熱源に近づけることがまれではない。シアトルの白血病のある赤ん坊は、ポータブル式電気ヒーターの近くの六ミリガウスの磁場の中で、一年も寝ていたことが報告されている。磁場がなくなる場所を見つけるには、測定しながらゆっくりと、メーターが安全値におさまるところまで後退する。そこで少しの間じっと立って、測定値が正しいかどうかを確認する。

多くの調査で、がんや流産と、コンクリート・スラブのコイル・ヒーターとの関連性がわかってきた。これは天井や床に組み込まれているヒーターのことで、サーモスタットで調整する。自宅にこの種のヒーターを取りつけている場合、床下なら床のすぐ上で測定し、天井にあれば天井の真下で測定すること。電気ヒーターの上の部屋、下の部屋、隣の部屋でも測定するのを忘れないこと。磁場は壁を通り抜けるからである。大型の家電製品についても同じことが言える。たとえば、テレビを壁にくっつけて置いているなら、テレビの裏側にあたる隣室で発生する磁場を測定すること。

寝室にはたいてい非常に高い磁場を出す小さな家電製品がたくさんある。たとえば、ある型の電気歯磨き機（こういうものは本当に必要なのであろうか）、電気ひげ剃り機、ヘアドライアーである。寝室の照明もまた、とくに蛍光灯である場合、高い磁場を発生する源である。小さな部屋にある家電製品の累積効果を調べるためには、すべてのスイッチを入れてから測定する。それから、ひとつひとつの家電製品の周辺を測定する。電池式の家電製品の場合は、充電器を測定することを忘れないこと。

前述のように、ヘアドライアーは極めて高い磁場を発生する。しかし、ほとんどの人はごく短時間しかヘアドライアーを使わない。このことで、ドライアーが安全だという要因となるかどうかはわからない。つまり、短時間でも強い磁場が危険であることが判明すれば、とても安心はできないのだ。ヘアドライアーを使うことについては個人的な判断を下さなければならない。私はごく短時間だけ低速で使うということで妥協している。低速にすると、およそ二〇ミリガウスという恐ろしく強い磁場が、ぐっと下がって八か九ミリガウスに落ちる。そのうえで私はエド・リーパーの忠告に従っている。ヘアドライアーを頭から八インチほど離して使うように彼から聞いた。その距離だと、私のもっている型のヘアドライアーでは、磁場が一ミリガウスに低下するからである。しかし、子どもたちにはヘアドライアーを使うのを止めさせること。すでに彼らがドライアーで髪をブローする習慣がつく年齢であるなら、電磁場についてできるだけ教育すべきである。

台所は高い磁場が発生しやすい場所である（かならず調理中に、測定すること）。高い磁場となるのは、多数の電気製品を同時に使うことが多いからである。これらの家電製品はすべて、過去三〇年間に市場に売り出されて人気をあつめてきた労力節約型の道具である。家電製品の周辺を測定してみれば、電気ショックはもちろん受けないだろうが、ショックを受けるだろう。とくに、電気コンロのバーナーとオーブンすべてをつけ、磁場を測定すること。私が四つあるバーナーのうち二つだけつけて、電気コンロの周囲を測定したところ、二〇から一一〇ミリガウスもあったことがある。私のアパートの電気コンロは、スイッチを消しているいまもおよそ三〇ミリガウスの高い電磁場を発生している！これは配線の問題か、回路に何らかの欠陥があるのが原因だろうと思うが、コンロの正面にあるアナログ時計及びタイマーからも一一ミリガウス出ている（おおよその目安であるが、モーターが小さくて、安いものであればあるほど、磁場は高くなる）。

そして、冷蔵庫、照明、電子レンジ（電子レンジは稼働させる変圧器の電磁場が問題であって、マイクロ波が問題なのではない）など、その他台所で調理中に動いている家電製品すべてからの磁場の累積効果を考慮すること。また、子どもたちは夕食の準備中、両親のそばにいたがることを忘れないこと。

したがって、あなたは環境保護庁の電磁場グループのリン・ジレットがいうところの「性別偏向的な磁場問題」の特徴がわかるだろう。女性は男性よりもたいてい台所で長い時間を過ごすからである。

ジレットは同じオフィスにいる同僚の毎日の電磁場曝露を調査しながら、この問題ある結論に到達したのだった。「電磁場曝露にはいくらか性別によって偏《かたよ》りと思えるものがあることを私は発見した。人々が何と言おうと、夕食を準備するのはいまだに女性であり、彼女たちはその間は台所にいて、非常に高い磁場を出すさまざまな家電製品のすぐ近くにいる」。

家電製品の磁場に関して付け加える原則は、距離をとることである。トースターをのぞきながらパンが飛び出てくるのを待っていたり、あるいはコーヒーのドリップが終わるまで、コーヒーメーカーのそばで見ているような習慣はやめることである。実際には、距離を置いて操作ができるときは、一ヤード(約九一センチ)は離れること。たいていは三フィート(約九一センチ)がマジックナンバー(安全距離)であることを忘れないこと(もちろん、ヤード尺を持ち歩く必要はない。腕を伸ばしきったところが、だいたい三フィートだと思えばよい。子どもたちには、職人が何かを測るときのやり方のように、この距離だけ「離れなさい」と教えればよい)。

残念ながら、台所では距離をとることは不可能である。磁場の真ん中にいるようなせまい場所であまりに多くの家電製品を動かさなければならないからである。スイッチを入れてから離れることができる家電製品もある。ところが、電気コンロの場合はそうはいかない。簡単にできることのひとつは、アナログ時計の電源を切って、磁場を測ることである。それでもまだ高ければ、金のかかるかもしれない決断を迫られるだろう。有害な電気コンロを取り外して、ガスレンジに替えるかどうかという問題である。この問題を考える場合には、四つのバーナー全部を使い、電気コンロに身を乗り出して調理する女性を考えること。今日女性のがん死のトップが乳がんであることに留意すべきである。さらにパシフィック・ノースウェスト研究所のリチャード・G・ステファンズ研究員によると、乳がんとその死亡率は現在増加しているという。台所の磁場を浴びている時間と女性のがん傾向との関係を調べることが切望されている。

当然次に出てくる質問はこうである。健康に害があるとしたなら、こうした労働節約型の家電ははたして全部が必要なのであろうか。その場合、私にはなくてもやってゆける家電を沢山あげることができるが、たぶんあなたもあげられるだろう。

電子レンジはかなり多くの家庭で必需品となっている。電子レンジは二つの放射線源があるので心配である。ひとつはマイクロ波そのもので、これは高周波である。初期の電子レンジはマイクロ波がはなはだしく漏洩したので、一九七三年、『コンシューマー・リポート』は電子レンジを使わないほうがよいと報告した。たぶん、その後メーカーは改良しているが、ある種の型は漏洩するので、免許をもった電気技術者に毎年チェックしてもらうほうがよい。電子レンジはまた、背後の小さな変圧モーターから、ほかの家電と同じく六〇ヘルツの放射線を出しているので、かならず周辺の六〇ヘルツの磁場を測定すること。

子どもたちをマイクロ波から遠ざけること。不幸なことに、多くの子どもたちは、電子レンジをオモチャだと思って育っている。子どもたちが電子レンジにいろいろな物を入れてみて、ドアに鼻をくっつけるようにして、加熱されるのを見て遊んでいるという、ゾッとするような話がある。レンジのドアは、マイクロ波が漏洩する最も危険なところであるが、六〇ヘルツの磁場はその周辺全体に、とくに背後に発生する。いま、子どもが電子レンジで調理できるようにした食品が市場に出まわっているというとても残念な傾向がある。電子レンジを使わなければならないなら、スイッチを入れたら、レンジから十分に離れる〈少なくとも五フィート〈約一五二センチ〉〉よう十分に気をつけることである。スイッチを入れたなら、消えるまでは台所の反対側に行っていることである。

家庭の娯楽の中心である居間は、高い磁場をもつ家電製品が集まる場所となりがちである。テレビ、ビデオ、ステレオ、CDプレーヤー、パソコン（とくにビデオディスプレイ）のほかに、家族がみんなを楽しませるために買ってきた家電製品すべての周辺を測定すること。ついでながら、テレビに障害が出て、理由はわからないが映りが悪い場合、部屋に高い磁場があるためかもしれない。このような磁場は大きく変動する。それらを全部測定して、それにしたがって行動する。部屋の照明源、ランプのコード、スイッチ、コンセントなどを忘れないこと。

できれば、居間の電気製品の周辺に著しく高い磁場がないほうがよい。しかし、もしあったなら、二つの選択の道がある。一つは、家族を曝露から守るようにはっきりとした物理的な障害物を置くことである。今日では多くの人々がテレビから三フィート離れたところの床にテープで線を引いて、子どもたちが近づかないようにしている。

もう一つの解決策は、電気製品の必要性について、なんらかの妥協点を見つけることである。言い換えれば、それなしでもやっていけるのではないかということである。たとえば、携帯用無線通信はきわめて高い磁場を生じる。さらに悪いことに、使うときにはいつでも頭につけるようにして通信機をもつ。松果体のメラトニン産生についての研究や、このホルモンに磁場が及ぼす影響がどれほど危険なものと考えられているかを思い出そう。松果体腺は頭の真ん中にあって、ちょうどそこは昔の賢人が神秘的な第三の眼があると考えた場所である。

同じことは地域を区切って中継局をつくるセル方式の携帯電話についても言える。セル方式の携帯電話は利用者に磁場を直接頭に浴びせるだけでなく、他の人々にも知らないうちに、通信中継の磁場を浴びせる。

さて、これで屋内の磁場調査が終わった。あなたは自宅の電力引き込み点、居間の中心、ベッドの近く、最も頻繁に利用する家電製品の周辺の測定をすませた。それでは、いくつかの高い磁場、すなわちホットスポットが見つかったらどうすればよいだろうか。次のステップは、発生源を探すための入念な捜査活動である。これはときには非常に困難な仕事になるので、専門家の協力を依頼することになるかもしれない。

強い磁場の発生源を見つける方法

まず第一に、高い磁場が自宅の外から入ってくるのか、それとも家のなかで発生しているのかを知ることである。電気のマスタースイッチを切って、家のなかの回路を全部切ってしまえば、家のなかの発生源をほとんど排除することができるので、もう一度測定してみる。それでもまだ数字が高ければ、外の発生源に問題があることがわかる。

ルチアーノ・ザファネラは、マサチューセッツ州レノックスにある電力研究所の高圧送電研究施設のマネージャーである。この研究施設は、電力業界が建設したモデル地区であり、磁場を出す周辺の電力システムを分析して、発生源の磁場管理のための工学的な技術を開発しているところである。ザファネラ博士は次のように説明した。「この国における最も一般的な磁場の発生源は、町の送電線と家庭のアース系統です」。一九八七年に電力研究所が行なった予備的な調査では、住居における磁場の主要な発生源をリストアップしている。

・送電線
・配電線
・住居のアース系統の電流
・住居の異常な配線工事
・家電製品（家電製品は住居の高い磁場全体にはそれほど加担していない）

自宅周辺の電線を見てみよう。第五章ですでに、送電線の磁場については若干触れたが、自宅が確かに送電線用地のすぐ近くにあって、しかも自宅の磁場が高ければ、その磁場が送電線から発生しているかどうかを確認すべきである。そのためには、電力会社に電話をかけて、チェックさせるか、あるいは民間の電気技師を雇うことである。

自宅の近くに高圧送電線がなく、磁場の発生源が高圧線ではないようならば、高い磁場の発生源として、配電線や電柱に架かっている降圧変圧器が周辺にないか探してみる。

自分で配電線を調査するために、自宅の最も配電線に近い側で測定し、その反対側の測定値とくらべてみる。自宅の四方で計った測定値を基準にする。配電線に近い側だけ、数値が変わっていれば、その磁場は配電線から発生していると思って間違いない。また、磁場についてヒントを得るために、配電線から自宅まで歩きながら測定する。

しかし、配電線の磁場はきわめて複雑であり、それらの磁場を追跡するには外部の協力を得る必要があるだろう。多くの配電線は、とくに変電所から出ている高電流の供給線は地下に埋められているので、その場所を見つけるのは難しい。その配電線が高い磁場を放出しているなら、その電線に走っている負荷電流か、正味電流のトータルが不均衡だからである（家電製品の負荷はマイナスとプラスの両方の電流を出しているが、その量は均等ではない。その差が正味電流であり、この電流は家の外に出て、電力会社の変電所に行く道を見つけなければならない。後で見るとおり、この電流はときには引き込み点から中性線で出てゆくが、たいていは、いろいろなルートをたどるので磁場問題を起こす）。プロがこうした電流の差を検出することができるのは、電線から一定の距離で、負荷電流の磁場は消失するが、正味電流はそれほど急には消失しないという原則を応用するからである（典型的な配電引き込み点の図1を参照）。

いずれにせよ、自宅の高い磁場の発生源が配電線らしいと思ったなら、電力会社にその問題を訴えたほうがよい。ある人が自宅で一〇ミリガウスの磁場を測定したと仮定してみよう。私はグレッグ・ラウチに、もしこの仮定のように自宅で高い磁場を発見した場合にはどうしたらよいかを尋ねてみた。彼はかつて、電力研究所の多くの磁場管理プログラムのプロジェクト責任者であったのだが、現在はエレクトリカル・リサーチ・アンド・マネジメントのコンサルタントをしている。彼は私の質問にこう答えた。「配電線から二一、三メートルのところで、一〇ミリガウスの磁場を測定したなら、電力会社を呼びつけて、変圧器からの中性線をチェックさせても当然であろう。このような高い測定値は、改善が必要とされる状態だ。一〇ミリガウスという結果が出たということは、問題があるということだ」。

したがって、あなたは電力会社を呼びつけて、家の周辺の配電線で、高い磁場を発生しているところがないかチェックさせても極めて当然である。電力会社は、どんな磁場か、その発生源はどこかという結論を出すことができよう。たとえば、電力会社は配電線のバランスがとれているかどうかをモニターすることができる。理論的には、すべての配電線のバランスがとれているはずであるが、実際に実現するのは非常に困難である。電力会社はまた、接続器の破損やその他の物理的な原因で、こうした高い磁場が出ているのかどうかもチェックする。電力会社がわざわざやって来て、磁場を測定し、発生源を見つけてくれるかどうかは、あなたの住んでいる地区によりけりである。

二件の重要な電磁場訴訟で厳しく非難されたことがあるサン・ディエゴ・パワー・アンド・ライト(SDP&L)は、客の要求には進んで応じている。SDP&Lのジョン・ブリッテン広報部長によると、SDP&Lは特別な部局を設置して、高い磁場がないかどうかを知りたがっている顧客に協力している。この会社は最近、一〇〇台の磁場測定器を購入し、社員を派遣して住居を測定させ、顧客が高い磁場の発生源を調べるのに協力している。一九九一年のあるとき、SDP&Lがニューズレターで測定サービスを知らせたところ、九八七件の測定依頼を受け取った。測定値に基づいて何らかの勧告をするわけにはいかないけれども、測定要求にはすべて応えることができる、とブリッテンは語っている。

あなたが自分で、自宅周辺の電力設備を評価したいと思うなら、ナンシー・ワルトハイマーとエド・リーパー両博士が設計した電流配置コードのプロトコルを利用したいと思うことだろう。このプロトコルは、長期的な住居での曝露量を測定するために、多くの小児がんの疫学調査で利用されている。プロトコルはもともと素人が利用するために作られたものではないので、本書では主に高い磁場の発生源を視覚的に確認するためのガイドとして紹介している。高い磁場の発生源であるかもしれない頭上の電線や自宅の近くの変圧器をチェックするための簡単な方法をお教えしよう。〃一次送電線〃は、電柱の最上部にある電線であることを思い出すこと。

自宅が大電流配置（HCC）カテゴリーに分けられるとわかって、そして自宅内部で高い磁場を測定したなら、電力会社により強く要求して、来てもらい電力装置をチェックさせ、高い磁場の発生源を見つけさせることができる。

大電流配置の住宅に住んでいるか

多くの研究によると、子どもたちは以下のような電流配置の家に住んでいるなら、がんのリスクが高くなる。

・電柱に架かっている降圧変圧器から数えて一番目あるいは二番目の家。
・ゲージの大きな一次配電線から四〇メートル以内にある家。ゲージの大きな一次配電線とは、近所の木製電柱の上部にある太い電線のこと。陶器の絶縁体で接続されている。
・六本以上の細い一次配電線の列（同じく電柱の上部に架かっている）から四〇メートル以内の家。
・三本から五本の細い一次配電線あるいは高圧線（五～一三万ボルト）から二〇メートル以内にある家。
・電柱に架かっている変圧器から直接伸びていて、家にとどくまで電柱の向こう側の引き込み点（家庭の接続点）にまったく電力を落としていない二次電線（二四〇ボルト）から一五メートル以内の家。

第五章で見たように、電力会社は送電線の周囲の磁場を低くするための方法を任意で採用している。しかし、配電線の電流が平衡していない場合（住宅で高い磁場の発生源となりうる）、低くするのは困難である。そこで、さしあたり、電力会社が問題を解決してくれるのを待っている代わりに、別の選択方法がある。家の中ですぐにできる対策をとって、配電線から生じる高い磁場に家族ができるだけ曝露しないようにする。一般的には、高い磁場の部屋の模様替えをすることである。たとえば、ソファやベッドを磁場の低いところに移動したり、部屋を交換したりできる。もちろん、この方法は、高い磁場が特定の部屋や、部屋の中の特定の場所に限られているときしか効果がない。

もうひとつの可能性は、自宅の高い磁場が送電線から来ているものではない場合である。その場合、自宅のアース系統から来ている可能性が高い。

アメリカの都市のほとんどの家は、複数アース系統、つまり電気を何らかの接地棒を通じて直接大地に逃がすとともに、水道管アースでも逃がす。事実、連邦電力安全法規は、電力系統からくる電気ショックや、アーク漏電つまり電気系からのスパークによる火災から人々を守るために、複数アース系統を義務づけている。言い換えるならば、余分な電気を地面に流しているわけである。同じことは大型家電製品、たとえば、洗濯機や乾燥機などの中性線についてもいえる。それらに触ったときにショックを受けないように、アースされていなければならない。

住宅の照明や家電製品を動かすのに使う電力は、引き込み口から住宅に入っている。引き込み口では、電気は二本の熱線、つまりエネルギーをもった電線に流れており、第三の中性線は送電線に戻るように接続してある。中性線は余分な電力負荷をその電力源（屋外の電柱の上にある変圧器）に戻す道となり、火災やショックを防いでいる。残念ながら、多量の中性線の電流が、理論どおり電力系統に戻らずに、水道管に沿って流れつづける。問題は、水道管に沿って（飲料水そのものではない）流れる中性線電流が、水道沿いの住宅に高い磁場をつくることが多いことである。

こうしたことは、電力システムと、金属のパイプを使った水道システムを共有している都会地区でのみ発生する。プラスチック管であれば電気を通さない。金属性の水道管であれば、中性線電流が住宅の引き込み点から水道管に流れ、水道管から本管に、本管から近所の水道管にまで流れて、水道沿いの家に危険な高い磁場をつくる。

実際のところ、カリフォルニアで最近行なったテストでは、一般住宅の水道管で最高一〇アンペアの電流が測定された。公式を使うと、磁場は、距離（メートル）でアンペア数を割り、二倍したものに等しい。測定の結果、水道管から一メートル離れたところの家の中で測った磁場では二〇ミリガウスであった。

同じように近所の家から流れてきた電流が、あなたの家の水道管を通って、あなたの家に高い磁場を引き起こしているかもしれない。こうした電流は、隣人たちが家電製品をつけたり消したりするたびに大きく変動し、したがって磁場も大きく変動する。このことは、自宅の磁場の発生源を見つけようとするときに手がかりを与えてくれる。つまり、高い磁場が変動するのは、アース系統の電流が原因らしい。

あなたの測定器でこうした電流の位置を知ることは簡単であろう。実際のところ、地電流に問題があれば、測定器が家から家へと水を運んでいる水道管の正確なルートにあなたを導いてくれるからである。家のアース系統から発生する磁場は、それほど大きな費用をかけなくても、簡単に排除することができる。しかし、大事なことは、何をやるにせよ、連邦電気法を完全に守り、第一に電気ショックや火災から家族を保護し、第二に火災保険の適用除外にならないように気をつけることである。

電気技術者はアース系統に手を加えて、中性線電流が水道管の磁場を高めないようにすることができる。さらに、引き込みボックスと水道管の入口との位置関係によっては、引き込み点に中性アース導管をつけて、家の中で問題が起こらないようにすることもできる。

もうひとつの解決方法は、鉛管工に来てもらって、誘電ユニオン（不電導性あるいは誘電性の絶縁材で分離した二つの導管）を、敷地の境の水道管の止め栓にとりつけてもらって、他人の家からの電流をストップすることである。誘導ユニオンは、どちらかの水道管で使われている特定の金属に合わせて、両者の間が不電導となるような材質を使うべきである。ここでも、電気法に触れないように気をつけること。地元の鉛管検査員にチェックしてもらい、あなたがしようとしていることがその地域で合法かどうかを確認したくなるかもしれない。そのコネクターそのものは二〇ドルほどであるが、かならずしも安い解決策にはならない。なぜなら鉛管工は、水道管がある凍結線まで掘り下げ、それから水道管にユニオンを取りつけるのに一日はかかるので、その費用として二〇〇ドルから三〇〇ドルを請求するからだ。自分で穴を掘れば、すこしは金の節約になる。さらに、水道会社に電話して水道を止めてもらわなければならない。しかし、一日で、自宅の最も高い磁場を排除できるのは結構なことである。地電流問題を抱えている人々は、屋内の磁場が二〇ミリガウスもあったと報告している。

さらに、埋設してあるケーブル・テレビの線の電流もかならずチェックすること。なぜなら、家庭のアース線をケーブル・テレビの線に接続している場合もあるからである。

住居における高い磁場の発生源として次に可能性があるのは、異常な壁の配線である。プロの電磁場検査員あるいは電気技術者であれば、家の中の壁の配線から来ている高い磁場を簡単にたどることができる。それはきわめて簡単なことである。磁場が住宅の壁の配線から出ているという兆候は一目瞭然で、ガウスメーターが示してくれる。たとえば、磁場が、部屋の一つあるいは二つの壁のまわりでループ状になっているなら、おそらく配線に問題がある。もうひとつの判定方法は、消去法によるものである。つまり、磁場が送電線から来ているものではなく、また水道管の経路をたどっていなければ、壁の配線から発生している可能性が高い。しかしながら、壁の配線による磁場は非常に強いので、部屋全体に広がりうる。

いずれにせよ、異常な配線状態が高い磁場の原因であると思われる場合には、電気技術者を呼んで、問題の発生源を見つけ、改善すべきである。たいてい、磁場の専門家が電気技術者を紹介してくれる。

異常な配線

・ノブ・アンド・チューブ配線。
・二路ないし三路スイッチの不適切な配線法によって生じたループ電流問題。
・ループを生じるような形の配線法をとっている補助配電盤。
・一二〇ボルトの電線で、二四〇ボルトの家電製品に給電している。
・完全に違法な配線法によって、ホットスポットが生じている。

異常な配線がかならずしも法に違反しているわけではないが、たいていは、住宅の配線工事を簡単に安く仕上げた結果であるので、修理しようとするとかなり高くつくことになる。たとえば、簡単な二路スイッチを例にとろう。二路スイッチとは、部屋にある二つの入口で照明をつけたり消したりできるようにするものである。ときどき、電気工が電線や時間をちょっとだけ惜しんで、熱線とは別の壁に中性線を通すことがある。こうすると、ループ電流が生じて、高い磁場がつくられる。この状態を改善するには、スイッチの配線をやり直さなければならず、熱線が通るところに中性線を通さなければならない。

ノブ・アンド・チューブ配線は、いまでは使われていない旧式の配線法であるが、いまでも多くの古い住宅やビル、とくに北西部では見ることができる。この配線法は違法ではないが、熱線と中性線が陶器のチューブの絶縁体で囲いこまれ、それから互いに一定の距離を離して通しているので（ときには別の壁も通る）、ノブ・アンド・チューブ配線法の住宅は、普通の近代的な配線の住宅よりも、たいてい二、三倍高い磁場となる。もちろん問題は、熱線と中性線とを離しているので相殺されることがなく、高い磁場をもつループ電流ができるという事実から生じている。古い住宅に住んでいるなら、ノブ・アンド・チューブ配線法を使っているかどうかは引き込みボックスを見るだけでわかる。よくわからなかったら、電気工を呼んでチェックすること。当然ながら、この異常な配線の場合、住宅全体の配線をやり直すので、非常に高くつくかもしれない。

ブランチ・パネル、ときには補助配電盤と呼ばれているものはたいてい、ビルを拡張して、電力供給を追加するために取りつけられる。主たる引き込みボックスから離れたところに設置してあるので、これら補助配電盤はたいていアースが不十分で、法規どおりではなく、磁場を減らすためには配線をやり直す必要がある。

ときどき、一本の二四〇ボルトの電線の代わりに、二本の一二〇ボルトの電線が使われていることがある。もちろん、その改善方法は、電線を取り変えることである。しかしだいたいにおいて、自宅のホットスポットの原因が前述の配線問題のどれでもない場合、たぶん、配線工事が法規どおりになされていないことを発見するだろう。そのときは配線工事をやりなおさなければならない。

住んでいる場所によっては、電気技術者に自宅に来てもらって磁場問題を理解してもらうことや、問題解決に協力してくれる電気技術者を探すことが困難かもしれない。この場合は、電磁場検査を行なっている会社との接触を試みるべきである。近い将来、こうした会社はおそらく、この種の電気工事をやれるスタッフをかかえるようになるだろう。

何も異常な配線問題がなく、住宅の配線工事が法規どおりに行なわれているなら（配線規定では、中性線と熱線は一緒にして、相互の磁場を相殺するようにしなければならない）、あなたの住宅には壁の配線から生じる磁場問題はないはずということになる。

ほかにもまだ言及していない住宅の磁場問題にかかわる状況がある。自宅に危険な高い磁場があり、その発生源を突き止めはしたが、その状況を変える方法がないとしたら、どうすればよいだろうか。そのときは、非常に困難な決定を下さなければならない。このような危険な磁場の中で住みつづけるか、それとも引っ越すべきか。

もちろん、これは最悪のシナリオである。ほとんどの人々は、とくに住宅が持ち家であれば、住居を放棄する余裕はないからである。しかし、家族の健康が脅かされていると思うなら、そうしなければならないかもしれない。さらにその住宅を別の家族に売るという問題もまたある。買い手に磁場問題を知らせずに売却するときに良心の呵責にさいなまれないだろうか。

第七章　職場の電磁場

三ミリガウス以上は危険というのが一般的な常識だ。それなら一日中三〇〇ミリガウスの磁場の中にいる秘書はどうなるのだろう。(リチャード・テル、R・テル・アソーシエイト)

一九九一年春に、『ボストン・グローブ』紙はVDT(ビジュアル・ディスプレイ・ターミナル)の電磁場による職場曝露から社員を守るために大きな第一歩を踏み出した。テレンス・オマリー博士の指導で、同新聞は大きな職場としてはアメリカで初めて、オフィス・コンピュータの周りに安全ゾーンをもうけて、社員の磁場曝露を低減するようにという医学的指示を出した。その内容は、全員に机を動かして、「各人と最寄りのVDTの背後と両横の距離を最低三フィートは開けるように」指示するもので、その理由としては、VDTからのパルス状の低い磁場が有害であることがわかったので、微弱磁場への曝露をできるだけ少なくするためと説明された。

オマリー博士はこの決定を「小さいけれども立証可能なVDTの健康への危険性と、この決定の影響に伴うヒステリー症の可能性」との「トレードオフ」であるという。彼はこの動きを、『グローブ』紙で働いている社員に対する、オーナーの心配を表わしていると感じている。「私たちはリスクがどのようなものであるのか分からないし、リスクを立証するのには長い時間がかかるだろう。その間、私たちは社員を守るために、費用をかけずに簡単にやれることをやる」。アメリカの職場で四〇〇〇万台以上のコンピュータが使用されているような時代だけに、VDTからの磁場曝露の危険性から社員を保護することを選ぶことによって、『グローブ』紙は他の大企業の模範となっている。

　今日のようなハイテクの最新電子機器があふれる職場は、電磁場の海のようなものだといえる。おそらく、グローブ紙で働いている大半の記者、編集者、オフィス労働者と同じく、わが国のコンピュータのユーザーの大多数は、ＶＤＴからの放射線を毎日被曝することによる短期あるいは長期の健康への危険性をほとんど理解していないともいえる。他の分野での電磁場曝露で見たとおり、コンピュータ技術による健康への危険性についても大量の矛盾する情報が飛びかっており、その結果、多くの人々が、職場の電磁場からの防護という点では不平等だと感じている。『ボストン・グローブ』紙と違って、ほとんどの雇用者は論争に加わらないことに甘んじ、社員がコンピュータの電磁場から受ける危険性を少なくするための簡単な方法もとらない。

　人々がＶＤＴからの放射線について不安をもち始めたのは八〇年代の初め頃からで、この頃から、アメリカやカナダの女性労働者の間で、ＶＤＴが原因の流産や先天性異常児の出産が増えているという話が多数聞かれるようになってきた。調査では他の症状（頭痛、発疹、不眠、視力の衰え、疲労）も報告されたが、これらの一部は以前は、コンピュータの使用にともなうオペレーターの反復の動きや姿勢にともなう症状とされてきた。そして、二〇年前頃から、ＶＤＴ使用と白内障、視力の衰え、眼の疲れとに関連があることが調査でわかってきた。しかし、こうした調査結果は大なり小なり無視されてきたが、一九八八年に大規模な調査が行なわれて、コンピュータの放射線が健康に害をもたらしうることを人々は確信した。

この調査が行なわれたのは、カリフォルニア州オークランドのカイザー・パーマネンテ病院であった。もともとこの調査は、地中海ミバエを撲滅するために州規模でマラチオン散布を実施することによって妊婦に与える影響を評価するために計画されたものであった。ところが、調査を進めるうちに、研究者らは、妊娠三カ月中にコンピュータを二〇時間以上を使っている女性は、コンピュータに携わらない女性たちよりも流産する割合が二・五倍も高いことを発見した。この調査は十分に条件を満たし、入念に設計された調査であったけれども、さまざまな特殊利益団体によって反論された。一九九〇年には、国立労働安全衛生研究所（NIOSH）は電話会社の社員を調査し、VDTの使用に関連する流産の危険はないと報告した。しかし、NIOSH調査にはいくつかの問題があった。(1)もともと電磁場を測定する計画ではなかった。(2)対照集団も被験者集団もともに同じ六〇ヘルツの電磁場を曝露している。(3)研究者は超低周波の放射線のみを測定し、六〇ヘルツの電磁場を含むELF（極超低周波）を測定していなかった。

それにもかかわらず、NIOSH報告は、全国のほとんどすべての大新聞に報道されたので、今日でも多くの人々が、職場におけるコンピュータからの電磁波の危険性についていまも混乱している。ときどき、苦情に応えて、政府がVDTの放射線を測定し、特定のコンピュータの周囲で高い磁場を発見したこともあったが、アメリカの行政機関で、この問題を職業上の健康問題として取り組んだところはなかった。今年（一九九二年）、電気電子学会（IEEE）はVDT放射線の規格を発表したが、他のいわゆる電磁場の規格と同じく、これは強制ではなく、任意の規格にすぎない。

しかしながら、いくつかの国はもっと積極的な措置をとった。一九八三年に、カナダ労働者健康安全センターは、労働者が他人のコンピュータの後や横から放射線を被曝することがないようにオフィス空間を配置するように勧告した。スウェーデンは磁場規制ではつねに先頭に立ってきたが、VDTから放出されるELFとVLF放射線の製造規格を設定した。ELF放射線については、その制限値は二〇インチ（約五〇センチ）で二・五ミリガウスである。アメリカでも多くのコンピュータ・メーカーがすでにスウェーデンの例にしたがっており、政府にアメリカでも同じような規格を設定するように働きかけている。

電磁場一般の健康への危険性問題で見たように、VDT放射線の問題は、特殊利益団体によって長年にわたって混乱させられてきており、アメリカにおいては、この問題は事実上報道管制を受けてきた。コンピュータ関連の病気にかかっている労働者が多いと報告されてきたときにも、新聞は申しわけ程度の報道をするか、あるいはVDT放射線が原因だという見解に対する役人の反論のほうに焦点を当てた報道を行なった。批判派は、アメリカの報道がVDTの健康への危険性について明らかに無関心であることを嘆いている。しかし、『マイクロウェーブ・ニュース』と『VDTニュース』の編集者であるルイス・スレシンは、問題の根はもっと深いと思っている。

「私は、この問題は、新聞社や放送局の共同所有者が誰かという問題だと思う。たとえばNBCのオーナーはGE（ジェネラル・エレクトリック）だ。GEは送電線設備から家電まであらゆるものの生産に携わっている。この点で興味深いのは、他の件では新聞はオンブズマンのような役割を果たして、隠蔽行為について報道する。ところが、この件では、彼らも問題に関与している。

問題がニュース編集室のVDTについてや、あるいは放送業界が信号を規制されないように守っている問題となると、新聞のいつもの正論の主張が見られなくなる。組合にかかわる問題でさえも、新聞組合は、事を荒立てて、職場を減らすようなことをしたがらない。つまり、この問題は誰もさわりたくないほど大きな問題なのだ」

しかし、煙幕がはられているにもかかわらず、職場における電磁場の取扱いには若干の進展があった。たとえば、『ボストン・グローブ』紙や「ニューヨーク市基金」のようないくつかの職場では、オフィスの再編成を行ない、労働者をコンピュータの放射線から遠ざけるようにしている。ニューヨーク市がアメリカ公務員連盟と結んだ協定のおかげで、政府職員は互いのVDTからも少なくとも四〇インチ（約一メートル）離れて座ることが義務づけられている。一部の会社は、妊娠中は任意でコンピュータを使う職場から離れるオプションを認める方針を定めた。いくつかの組合はすでに、このオプションを労働契約に盛り込んでいる（あなたが子どもを産む年齢で、コンピュータの仕事をしているなら、あなたや同僚が真剣に考えるべき事柄である）。一九九一年に、サンフランシスコはアメリカで初めて、職場におけるVDTを規制する条令を可決した都市になった。しかし、企業は、VDT放射線から労働者を守るためにコンピュータとの距離をあけることを義務づける条項を除外するために、積極的にロビー活動を行なった。現在下院に出されている法案（H三五二八）は、労働省にVDTの電磁放射線基準を設定させ、従業員が二五名以上の企業に、妊婦の配置換えのオプションを認めることを要求する法案である。現在のところ、食品医薬品局がVDT放射線のテストを行なっている。

多くの人々がこの問題をいっそう認識するようになっている。現在、あなたがコンピュータ労働者であれば、おそらく危険なレベルの放射線に被曝しているかどうか知りたいと思うだろう。技術的にみれば、それは十分にありうる。ＶＤＴはモニターあるいはコンソールとも呼ばれているが、実際は小さなテレビなのである。その中には陰極線管と、フライバック変圧器とよばれている小さくて強力なトランスが入っていて、それが画像をつくる。ＶＤＴはさまざまなＥＬＦとＶＬＦの電磁放射線を放出する。陰極線は低レベルのＸ線を放出する。モニターは六〇ヘルツを含むさまざまな非電離周波のパルス状電磁放射線を放出する。コンピュータ本体は、いろいろなレベルの電磁場をつくりだす。コンピュータはその周囲すべてにこうした電磁場をつくりだしており、正面だけとは限らない。

職場で現在使われている何千台ものＶＤＴがつくりだす磁場はおそらく三ミリガウス以上であろう。私たちはまた、コンピュータの放射線について多くの研究が行なわれており、強い磁場について警告が出されてきたことを知っている。体調が悪いと苦情が出たので、うまく動かないＶＤＴを数台調査したところ、一〇から二〇ミリガウスもの強い磁場が出ていることがわかった。『マックワールド』の一九九〇年七月号（ポール・ブローダーが書いた大ヒット、ＶＤＴの危険性の記事「磁場の脅威」もまた掲載された）は、コンピュータに一般的に使われているさまざまなモニターがつくる磁場を測定して、その磁場強度を掲載した。その強度は五ミリガウスから二三ミリガウスにわたった。

調査によって、二・五ミリガウス以上の電磁場に曝露すると、ガンや他の病気の危険性が高まることがわかっている。曝露時間の重要性についても考慮することを忘れてはならない。

ガウスメーターをもっているなら、職場に持って行って、コンピュータの周辺を測ってみよう。横や背後のほうが強い放射線を放っていることが多いので、そのあたりの測定も忘れないこと。どのような結果が出るかまったく予測できない。おそらく、一九八三年以前に製造されたモデルは、強い磁場を放つであろう（一九八三年あたりから、ＩＢＭやアップルなどのいくつかのメーカーは弱い放射線のモニターを製造し始めた）。しかし、古いＶＤＴでも、驚くほど磁場が弱いことがある。電磁場が強ければ、自分や同僚を保護する注意が必要である。

かならずしも安いとはかぎらないが、すぐにできる対応策がある。たとえば弱放射線のモニターや、放射線をカットするＶＤＴスクリーンが市場に出ている。しかし、こうしたスクリーンの効果は疑問である。というのは、すでに本書で指摘したことを覚えておられるだろうか、磁場を実際遮るものを見いだすことができないからである。たいてい、おそらくスクリーンはモニターから出てくる光やＸ線をカットする。電磁場を安全なレベルにまで下げるために、有害なＶＤＴを二〇〇ドルというわずかな金で改良してくれる会社さえいくつかある。セーフ・テクノロジーズ社は、さまざまなモデルに対してそのようなサービスを行なっている。

最良の解決策は、常識的な行動をとるだけのことで、つまり三フィート（約九一センチ）という距離を保つことである。会議を開いて、同僚にこの問題を伝えれば、彼らもおそらく配置換えに賛成するだろう。この距離を保つなら、部屋にいる誰も危険な目に会わない。自分のスクリーンからは少なくとも二フィートは離れるということを覚えておくこと（ガウスメーターをもっているなら、磁場が一ミリガウス以下になる距離を確かめるために、測定してみるとよい）。

学校のコンピュータ室も、子どもたちを磁場から遠ざけるような配置にすべきである。コンピュータを使っていないときには、電源を消す習慣をつけさせることも大切だ。機械や家電のスイッチを消せば、磁場も完全に消えることを覚えておくこと。オフィスにいる人々は、使っていようといまいと、コンピュータを四六時中つけっぱなしにしている者が多いが、作業予定を整理して、コンピュータをつけっぱなしにしなくても済むようにしよう。

一部の大企業は（そのなかにはニューヨーク市教育委員会や市の購買部も含まれる）、弱い放射線のＶＤＴの購入を義務づける購買基準を設定して、この問題に取り組んできた。消費者の関心が高まったため、コンピュータのメーカーはすでに磁場放射線と健康への危険性の問題に真剣に取り組んでおり、磁場を少なくするような新設計の開発に投資している。これらの会社は、スウェーデンの放射線規格に従った、アメリカの規格を要求して、ロビー活動を行なっている。

コンピュータ以外のオフィス機器すべてについても、周辺の磁場をかならず測定すること。コピー機は高い磁場を出すことが知られているが、多くの人々は機械の上に乗り出すようにして、コピーが終わるのを待っている。ボタンを押したなら、磁場から逃れるために、部屋の反対側に行ったほうがよい。コピー機はしばしば五ミリガウス以上の磁場を出す。それから、ファックスも考えたほうがよい。電話機器も、とくにオフィスに交換器があれば、考えるべきである。大きなオフィスで使われている電話交換器は、多くの研究で、がんとの関連性が指摘されている。カラー・スライドを見るためにライトボックスを使う労働者は、八〇ミリガウスの高い磁場にさらされている。

オフィス機器のほかに、毎日職場で曝露する高い磁場発生源は、ビルそのものであろう。ネバダの検査業者、リチャード・テル・アソーシエイツのリチャード・テルは次のように述べている。

「大きな商業ビルでは、たいていオフィス空間は電気開閉装置室のすぐ上や隣接したところにある。その装置室には電力が送電線から引き込まれ、大きな導線を通してビルに連結されており、その導線は壁の中にある母線あるいはケーブル（たいていは母線ダクトを通っている）に取りつけられている。多くの場合、このような高圧ケーブルが地下の天井に取りつけてあれば、あるいはオフィスの床下に長くはわせてあれば、装置室あるいはケーブルに隣接するオフィスは、きわめて高い磁場にさらされることになる」

テルは壁の表面では数百ミリガウスから三ミリガウスまでの磁場を測定し、開閉装置室のすぐ上にあるオフィス全体では二〇〇から八〇〇ミリガウスを測定したことがある。「私は他の問題から生じたプロジェクトで調査しているとき、歪んだＶＤＴ画像や電気通信システムの大きなノイズに気がついた」とテルは説明した。「磁場曝露の健康への危険性を調べることに少しでも関心があれば、大きなビルで働く人々について疫学的な調査をする機会は十分にある。私は電気会社の架線工夫を調べた電力研究所の調査を調べてみたが、彼らはそれほど高い磁場を浴びてはいない。私が覚えているかぎり、電力会社の労働者の高い曝露は二〇ミリガウスから三〇ミリガウスの間であった。いまではオフィス労働者が知らないうちに、何百ミリガウスも一日中曝露している」。テルは同じような状況は、ビルが独自のトランスを備えていて、とくに居住者に冷暖房を供給しているような大規模な住宅ビルでは簡単に起こりうると考えている。

既存のビルを改装することは、テルの意見によると「大変なことで、非常に金がかかる」という。会社に十分なスペースがあれば、高い磁場の部屋の模様替えをすることも解決策になるであろうが、その部屋に何を置くかについては慎重に選ばなければならない。たとえば、労働者を追い出して、電気通信センターの設備を入れるのはよい考えではないだろう。磁場があらゆる電子機器を妨害するからである。倉庫がその部屋の用途としては唯一無難である。

防護壁もまたおそらく金がかかるし、難しいであろう。フィラデルフィアのアミュニール製造会社のラリー・マルチンは、同じような問題を抱えている多数の企業のために防護壁をつくったと報告しているが、そのコストは約七万ドルであった。

一方、テルたちは、問題解決のためのスタート地点としては、新しいビルを建てるときに、電気設備の配置で磁場を最小限度に抑えるように設計し、建設することだと考えている。

「すでに電力産業が動き始めている。彼らは磁場を最小限にするような送電線を設計している。建設業者も同じように消費者の要求に応え始めたとしてもおかしくはない。たとえば、住宅設計で、磁場フリー住宅のような広告を出すこともできるだろう。それをセールスポイントにすればよい。この種の自然な活動は、市場に対する自然な反応として出てくるものと私は考える。アメリカ中の大手の不動産業者は、すでに新しい住宅地の立地については、電磁場問題に敏感になってきている。これについても、同じことである。私たちはどうすればよいかをすでに知っている。磁場を少なくするような各種の方法や技術を実際に利用することを考え、設計に取り入れればよいのである。いますぐにでも、人々が望むなら、腰をすえて、電磁場の曝露を少なくするためにビルの配線工事を設計し直すことができるのである。そうしてもコストが増えるわけではない。時流にのって、いますぐにでもやろうと思えばできることである。ただちに」

エンパイア・ステート電気調査会社のプログラム・マネージャーであるハーブ・カウフマンは次のように説明した。「ここまでくれば、問題はメーターの取引先側にある。したがって、その問題に対処しなければならないのは家主である。家あるいはビルを建設するとき、屋内の磁場を少なくするように、引き込み点を計画すべきである。建築段階では、コストがまったくかからない項目である」。『アーキテクチャー』の一九九一年七月号で、アレックス・ウィルソンは「人が最も集まる場所の磁場を最小にすることを一般目標とすべきである」と建築家に助言している。そのためには、ビルを電力施設から離し、内部スペースの設計は、外部の磁場発生源からの曝露が最小となるようにすることだと提言している。彼は「設計段階に先立って、しっかりと」、プロジェクトの電気技術者、電気技師、電気会社の代表者と、磁場についての選択肢を話し合うことを勧める。

ウィルソンは、ビルの内部で発生する磁場はさらに重要な問題であるという。たとえば、「電気配線の隣接、アースに使うスチール製構造物あるいは金属製配管、主要配電トランスと開閉装置の場所、エレベーターのモーターやＨＶＡＣ（暖房、換気、空調）装置などの大きな負荷をもつ装置の配置、大きな電流を使う工業加工装置の利用、オフィス機器、家電製品、その他の電気を使う装置の位置」などである。

彼は建築家に「地下室を設計して、ここに全部の引き込み導線をできるだけ一緒にまとめて置き」、磁場を相殺させ、大型の電気装置を「できるだけ人がいる場所から離すか、あるいは最上階に配置する」ことを助言している。彼はまた、高い磁場をつくることがわかっている電気暖房以外の暖房装置を選ぶように助言している。

そのような不健全なビル《シック・ビルディング》は、今日ではその実態が知られるようになったが、そのひとつがパシフィック・ベル・テレフォンのサンホセ事務所が入っているビルである。一九九〇年に、社員はこのビルに何らの環境問題があるのではないかと疑い始めた。というのは、ビルの他の階では誰もがんにかかっていないのに、地下のオフィスで働いていた六五名のうち一一名ががんにかかっていることがわかったからである。その地下のオフィスは、テルが説明したのと同じ電気開閉室の隣にあった。地下オフィスの電磁場は二〇ミリガウスを超えていることがわかった。

あなたが働いているビルで同様の電磁場が心配であるなら、まず電気開閉室がどこにあるか探し（マネージャーか、ビルのメンテナンス係にたずねるか、あるいは電気配線図を見ること）、それから電気開閉室の真上と隣の部屋の磁場を測定すること。その後、配線ケーブルの垂直のルートをたどってゆくようにする。

電気関係労働者

電気関係の職業は今日、世界中の電磁場研究者の大きな関心を集めている。強い電磁場に曝露した労働者はがんの危険性がはるかに高いことが次々と調査で判明しており、新しい研究は毎月報告されている。こうした調査によって、電気関連労働者はある種の白血病や脳腫瘍のみならず、あらゆるがんにかかる確率が高いことがわかってきた。

火花放電にさらされる電気関連労働者（たとえば鉄道操車場の労働者）は、子どもに遺伝するような遺伝損傷を受けることがある。電気関連労働者の子どもは、父親が電気関連以外の職場で働いている子どもよりも、がんや先天性異常が多い。さらに電気関連労働者の妻は他の職業についている夫をもつ女性よりも、流産が多く、不妊が多い。

ここで述べている電気関連労働者というのは、電力や電話の架線工事夫、無線や電報オペレーター、電気や電子技師、電力会社の一般職員、変電所の労働者、操車場の労働者、ラジオやテレビの修理人、電気技術者、電子装置組立て工、ハム無線オペレーター、アルミ精練作業者、ある種の軍人のことである。

サンディエゴ海軍健康調査センターで行なわれた海軍兵士の白血病調査では（ガーランド『アメリカ疫学ジャーナル』一三二巻二号、一九九〇年）、電気技術者の兵曹に白血病の危険が高いことがわかり、この調査結果と電磁場曝露を関連づけた。著者は「この調査結果は、電磁場曝露と白血病の危険増加との関連性を示している文献に照らして検討すべきである」と述べている。『アメリカ疫学ジャーナル』に掲載された同報告は以下のように述べている。

「電気技術者の兵曹は、船の送電線、照明装置、その他の電気装置の操作、保守、改装、設置を行なう。陸上では、電気技術者の兵曹は、発電機やその他の大型電気装置の近くに立って見守る。同じような職業は、電気技術者、発電機運転員、電力架線工事夫、電気モーター修理夫である。電気技術者の兵曹はひんぱんに稼働中の装置と接触する……（さらに）六〇ヘルツの電力を発電、送電、変圧している環境で働いている」

元海軍士官で、いまはカリフォルニアの環境コンサルタントをしているジュアン・アルセド博士は、航空母艦で海軍が行なっていた「デガウス（磁場消去）」という作業をはっきりと覚えている。「毎月回ってくる当番に当たったときに、母艦を巡回して、『デガウス』したことを覚えている。その当時はそれが何を意味しているのかを知らなかったが、何らかの電子装置を積み込んだ小さな船で巡回して、その作業を行なった」。想像がつくように、デガウスは、電気や電子装置、変圧器、発電機などを積んでいる船で強まった磁場を低くするために行なわれた。電磁場が強まると二つの問題が生じた。磁場は重要な電子装置の機能を妨害し、さらに船の安全にとって欠かせない地雷掃海活動のさまたげになった（どのようにデガウスを実行したのかは不明のままである）。

民間の電力会社の作業員も、この電力技術者の兵曹と同じような仕事をしている。とくに、彼らは稼働中の電気装置で日常的に曝露しており、また、六〇ヘルツの電気を発電し、送電し、変圧している環境で過ごしている。一九八八年に電力研究所が行なった線量計調査で、電力会社の労働者の電磁場曝露を評価したところ、労働者は日常的に一〇ミリガウスから三〇ミリガウスの磁場に曝露しており、ピークあるいはスパイク（突出したパルス波）時には、一八〇ミリガウスにまで達することがわかった。

同じような調査（デッドマン他『アメリカ産業衛生組合ジャーナル』四九巻八号、一九九八年、四〇九頁）を、カナダのモントリオールのマックギル大学労働保健学部が実施しており、四種の電気関連労働者の曝露量を測定した。調査した四種とは、架線修理夫、接続作業員、機械工、発電所（変電所）オペレーターである。この調査では、彼らの作業時の磁場曝露は、一般人の環境被曝よりも七倍から二一倍も高いことがわかった。予想どおり、電流の流れている電線で作業をしているときの磁場曝露が最も高かった。機械の電気技術者や接続作業員の曝露量が最も大きかった。

マックギル調査ではまた、労働者への高周波トランジェント電場（HFTE）、すなわちスパイクの曝露量が予想していたよりもはるかに高かった。これらのスパイク、すなわち激しい変化がもたらす電磁場は、火花放電やスイッチ開閉時の電流の激しい変化、電流の流れている電線によるショックから来る。多くの研究がこうしたサージと電気労働者の遺伝的損傷との関連性を指摘した。高電圧の変電所の労働者を調べたあるスウェーデンの調査（ノルドストローム『バイオエレクトロニクス』四巻、一九八三年、九一～一〇一頁）で、父親が高電圧の操車場の労働者であると、「通常の」妊娠の頻度が低下することがわかった。言い換えるなら、流産や先天性異常が増えたということだ。あるソ連の研究は、七〇年代末に操車場の労働者の血液の細胞中に染色体の破損が見られたことを報告した。

ハル・ニクソンは、アメリカ公益事業労働者組合の第二二三ミシガン支部の保健担当であるが、デトロイト・エディソン社を相手に、変電所の労働者が、職場で危険な電磁場に曝露していることに抗議する戦いを挑んでいる。ニクソンは、仲間のがんの原因は電磁場曝露だと考えた。電磁場とがんとの関連性を報じたマスコミ報道を聞いてから、ニクソンは第一一三三支部の状況を調べて、変電所の労働者の一〇〇人に一人が、定年前に白血病で死んでいることを知った。組合の調査によれば、組合員の六五％は電磁場曝露を最大の問題であると考えていたという。ニクソンは労働者の曝露量を少なくするように会社に働きかけた。最近の労働契約交渉で、「私は会社に、変電所の電磁場のマップを(電力研究所のモデルにしたがって)作成し、物理的な遮蔽物をもうけて、労働者を強い電磁場から遠ざけるように要求した」。電力会社の反応はどんなものであっただろうか。「彼らはそっけなく私の要求を拒否し、金がかかりすぎるといった」とニクソンは説明した。組合はまた、一部の労働者の賠償請求をもとめて提訴することを検討している。

一九九〇年に、サンフランシスコに近い国際電気労働者組合（ＩＢＥＷ）の第一二四五支部は、電磁場曝露の健康への危険性に対する労働者の不安に応えて、パシフィック・ガス・アンド・エレクトリック社に電磁場の合同調査をすることを呼びかけた。九二年の初めに、ニューヨーク州オールバニーのアメリカ通信労組（ＣＷＡ／ＣＩＯ）の第一一一八支部は、ニューヨーク電話会社と東ニューヨーク労働者保健グループに、同じ問題について多くの疑問をぶつけた。「私たちが働いているときに曝露する電磁場が危険かもしれないという考えをもつにいたったのだ」と、二〇年近く同社の電話架線修理工として働いてきたジャック・クラークは説明した。「私たちは安全課に、この件について手紙を送った。彼らから返事がきたが、何も心配することがない、といったような内容であった。しかし、その手紙を別の人に見せたところ、その人は私よりもこの問題に少しは詳しかったので、その手紙は人を馬鹿にしているといった。そこで、労働者保健グループの医者に手紙を書いた。私は彼と会って、彼の助言を聞くつもりだ」。

カナダ通信電気労働組合（CWC）は労働者全員の曝露量を測定することを要求してきた。合衆国の他の労組も同様の要求を出している。

電気通信分野の労働者（とくにマタノフスキー調査の対象となった電話の架線修理夫と電話オペレーター）は電磁場に曝露する大きな危険がある。CWA／CIOの中央本部のマーシャ・ラブによると、電磁場問題はいまや労働者中の心配事であるという。「私たちはNIOSH（国立労働安全衛生研究所）に請願し、マタノフスキー調査の追試を行ない、労働者の曝露量を評価するように要求しました。私たちは組合員の健康状態を知りたい、とりわけ新しい技術が労組員にさらなる危険を与えるかどうかを知りたいと思っています」。

CWAワシントン本部にいるデイブ・レグランドは、およそ二〇年近くも電磁場問題に関わってきた。「私たちは七〇年代頃から電磁場の活動を始めてきており、当時、私たちはNIOSHに要求して、妊娠・出産の安全性とVDTに関する調査を行なわせました。七〇年代後半になると、この問題は非常に重要な問題となったかに見えました。しかし、その後にレーガンが登場して、すべての研究予算を削ってしまった。それからは、政府の資金による研究は行なわれていない。いまや問題は再燃してきているようです」

組合は、労働者の曝露がどのくらいで、危険がどのくらい大きいのかを正確に知りたいと思っている。そうしようとすれば、責任は労働者自身にかかってくるとレグランドは考えている。「我々の視点からみれば、これは重要な問題である。しかし、業界が関心をもっているかどうか疑問である。業界はこれまで調査を妨害するためにありとあらゆることをやってきたからだ。彼らは自分たちがやっていることに、一般市民が口出しすることを望まない。また私は、彼らが得たデータも疑問に思っている。業界はそのデータを公表せず、結論だけを私たちに言うからである」。

ベル社とAT&Tはともに曝露量を測定するのに熱心である。「私たちがNIOSHに請願書を出すやいなや、彼らはすぐに行動して、彼ら独自の曝露量データを集めた。現在のところ、彼らは装置からの放射線については無害であるという明確な観念的信念をもっている」とレグランドは説明する。「AT&Tはスタッフのなかにロン・ピーターソンという有名な科学者をかかえている。彼の偏見は有名である。彼は同社の放射線は危険な影響がないと信じている」（ピーターソンは私に最近こう語った。「私は電磁場曝露が有害なことを示す確固たる証拠を見たことがない」）。

レグランドが心配しているのは、NIOSHが問題を理解するのが遅すぎるので、労組が強硬な圧力をかけなければ、危険な旧式の電気機械の開閉装置（新しいデジタル装置は古い電気装置のような放射線を出さない）を見つけて、労働者の過去の曝露量を調べてくれないことである。NIOSHには、電磁場測定をできる人間が二、三人しかいないことを知ればびっくりするだろう。レグランドは、このような状況は政府があまり関心をもってこなかったためだと考えている。「NIOSHは問題はないと思っている。携帯測定装置が使えるようになったのは、ごく最近である。それまでは、ビル・ガイ（ワシントン州の科学者）に研究室からわざわざ来てもらって、彼の器具で測定してもらわなければならなかったのです」。

まず第一に、NIOSHはCWAのために会社の事務所の内部で測定するだろう。レグランドは次のように説明する。

「電気通信労働者は電気関連労働者とほとんど同じ状況にいるけれども、データがあいまいである。屋外勤務労働者の危険のほうが明確に定義されているけれど、いまのところ、私たちが関心をもっているのはオフィス労働者です。私たちは古い装置からどのようなものが放出されていたのか知りたいのです。私たちはアメリカ中にある、デジタルに切り替えていない小規模の装置を調べています。しかし、NIOSHが迅速に動かないと、測定すべき古い装置はなくなってしまう。私がこれについて質問すると、ベル社は『東欧か第三世界の国に行きなさい。デジタルに変更したときに古い装置はすべてそちらに送りました』と答えた」

レグランド本人の意見であるが、彼は「労働者の側にも問題がある」と語り、一般労働者に関するかぎりは、この問題にほとんど関心がないことを彼は認めた。「彼らの大多数は軍隊にいたことがあるので、放射線は無害であるというふうに洗脳されている。彼らは何も心配はないというような、肉体的な信念をもっている。事実は十分に認識していても、彼らはまったく気にしないのである」。

一九九一年の初めに、NIOSHは労働者の電磁場曝露を懸念して、ワークショップをつくり、この問題を検討し、電磁場の健康への影響についての調査課題を決め、労働者の曝露を少なくするような方法を勧告した。以下は、ワークショップが公表した再検討報告書からの調査結果である。

・一九八二年以来、数十件の労働者への疫学調査が、ワルトハイマーが提唱していた電磁場とがんとの関連性を裏づけるような内容を報告してきており、強い電磁場に曝露する労働者に、とくに白血病、脳腫瘍、メラノーマ（悪性黒色腫）、男性胸部がんが増えているという（電気労働者のコホート調査の詳しい結果については、資料を参照）。
・かなり多い件数を扱い、印象的で、適正な設計に基づいて行なわれた多数の研究が、広義の電気関連労働者のなかで白血病が過剰に発生していることを観察しており、しかも過剰な発生は脊髄白血病に見られた。
・脳腫瘍は、労働者に対する疫学研究者の関心をとらえた二番目のがんである。一九八五年以来、脳腫瘍と電磁場の職業上の曝露との症例対照研究が少なくとも七件発表されてきた。これらの研究のほとんどが、電気関連職業における脳腫瘍の発生率が高いことを示していた。少なくとも、三件の研究が、電磁場曝露と脳腫瘍との間に線量—効果関係があることを示していた。
・一九九〇年以来、より同質性をもつ曝露グループ（職業集団）を定義することに注意が払われた。その結果、さらに有意に過剰な白血病と脳腫瘍が観察されてきた。
・曝露した労働者に男性胸部がんが観察されたことは、電磁場がメラトニンのホルモン機能を妨害することによってがんを起こすというメカニズムを考慮すると、とくに意味をもってくる。
・最もとまどう観察結果のひとつは、曝露した労働者の子どもや、親が妊娠中に電気毛布を使っていた子どもに脳腫瘍（の多発）が見られたことである。

電気関連労働者自身に関するかぎりは、レグランドが考える以上に、この問題に対して全体的に大きな関心をおそらくもっている。電気労働者の知りたいという要求に応えるため、ニューヨーク市労働研究所は、ニューヨーク州労働局の労災防止部の資金を得て、電磁場の危険について労働者を教育することを目的とするカリキュラムをやっと作成した。このトレーニング・ワークブックは、労働者の体験、電磁場と健康についての背景データ、電磁場に関心ある他の労組がやっている有益な実例などの関連情報をのせている。

最近、労働者の曝露状態を評価するよう要求し、同時に政府に何らかの磁場規制をつくるように圧力をかける組合活動が盛んになってきた。多くのヨーロッパ諸国が電場規制を整備しているけれども、労働者が浴びる五〇から六〇ヘルツの磁場曝露を規制しようとした国はわずかに過ぎず、しかも設定した制限値は高すぎて、役に立たない。ドイツとポーランドは電力会社の労働者に五マイクロテスラという制限値を定めている。ソ連は溶接工の制限値を、七・五マイクロテスラの磁場で一日一時間、一・八マイクロテスラの磁場で一日八時間と制限している。英国は電力労働者に一・七マイクロテスラという制限値を提案している(〇・一ミリテスラ＝一ガウス＝一〇〇〇ミリガウス)。これらの規制のすべてが、労働者が一ガウスをかなり上回る磁場に曝露していることを認めている。マタノフスキーの調査で、ニューヨークの電話会社の電気労働者(毎日四・三ミリガウスを被曝している)は、他の労働者よりもがんの危険が七倍も高いと報告していることを考えると、この値ではまったく保護にならない。

電磁場調査と政府基準をもとめてロビー活動をするほかに、いくつかの組合は、何らかの形の防護対策を労働契約のなかに盛り込むように交渉することによって、電磁場問題に取り組むことに成功している。これまで見てきたとおり、ほとんどの組合はVDT被曝に不安をもっているが、全般的な電磁場モニターや被曝労働者の医療検査を制度化し始めている業界は少ない。

RF(無線周波)／マイクロ波労働者

おそらく、職場の電磁放射線を被曝して病気になった労働者のなかで最も有名な人物の症例は、サム・ヤノンというニューヨーク・テレフォン社の無線技師であろう。サムは働けなくなるまでの一四年間、エンパイアステートビルの大型のRF送信機器のメンテナンスをしていた。彼が死んでから一年後の一九七五年に、妻のイェッティは先例となるような労災補償請求を提出した。

サム自身の労働生活を取り囲んでいたマイクロ波によって倒れる前後を撮影したテレビの映像を見た人もいるだろう。放射線の病気は、五〇代後半の頑健な男を、およそ二、三年のうちにガイコツのように痩せ細らせた。主治医のアルフレッド・サンティロは、サムがマイクロ波の放射線障害で死亡したと証言した。電話会社は、彼の死は仕事と無関係だと主張した。この裁判は控訴に反訴という長い経過をたどったが、いくつかの重要な判例を残した。一九八一年には、労災補償局は、サムの死亡が職場におけるマイクロ波の被曝が直接の原因であると判断した。翌年、ニューヨーク州最高裁判所は同じ判決を出した。ヤノン事件は現在控訴中であるが、マイクロ波の放射線障害が、無線周波環境で働いている男女労働者の労災にもなりうる、という事実はすでに十分に立証されている。

RF（無線周波）／マイクロ波の環境で働いている人々は、民間および軍のレーダー技師、民間および軍の航空管制官、ラジオやテレビの送信施設の職員、RFシーラーを動かしている工場労働者などである（〝マイクロ波〟は〝RF放射線〟の最も高周波のもので、この二つの用語はしばしば同じ意味で使われている）。

アメリカのRF労働者は、何十年間も職場で放射線による危険にさらされてきた。というのは、安全基準とされていたものは、あまりにも高い数値で防護にはならなかったからである。今日使用されているRF基準は、五〇年代に軍隊によってレーダー労働者のために設定されたものであり、その後、米国規格協会（ANSI）によって採用され、それから労働安全保健局（OSHA）が採用した。その基準は一〇ミリワット／平方センチである。この基準が不十分であることは、ソ連が、この「安全値」の一〇〇〇分の一である〇・〇一ミリワット／平方センチ以上の電磁場に、労働者が立ち入ることを禁じていることからもわかる。

今年、新しい暫定的なRF基準が、電気電子学会（IEEE）で設定された。IEEE基準は古いANSI基準よりもはるかに低い（一ミリワット／平方センチ）けれども、それでも、ソ連が何年も前から使用してきた基準よりも一〇〇倍も高い。

問題は、アメリカの基準のいずれもが実際には職場では何の意味ももたないことである。というのは、これらの基準はすべて任意の基準にすぎないので、法律で強制されないからである。しかし、ヤノンの事件のように、法律問題は、労働者の被曝を測定すること以外の手段によって決着することができる。

基準設定のほとんどは軍部に管理されてきており、軍部にとっては現状を維持することに既得権益があった。もちろん、産業と同じように、軍部も、RF基準が急激に下げられ、そのための実施規定が発効すれば、失うものは大きい。労働者の補償請求に加えて、ペンタゴンは、厳しくなったRF放射線基準を満足させることができないような武器が、突然古くなって使えなくなってしまう。一般的には、新世代の武器を開発するには一〇年以上かかる。

RFシーラー

RFシーラー（機械そのものでなく、シーラー作業員を指す）（シーラーとは密封《シールド》する機械のこと——訳注）の状況は、すぐにも立法措置が必要である。今日では何を買ってもプラスチックで密封《シールド》されていることに気がつくだろう。こうしたプラスチック密封はすべて、RFシーラーと呼ばれる工場労働者によってなされており、彼または彼女は一日中プラスチック密封をするRF放射線機械を操作している。こうした機械は日常的に測定されてきており、古い（高い）ANSI基準よりもさらに強い放射線を出していることがわかっている。いまのところ、何千人ものRFシーラー作業員が、一〇ミリワット／平方センチよりも強いRF放射線の磁場を浴びて、一日八時間ほど過ごしている。

こうした機械の磁場をほとんどゼロにするためには、ほんのわずかの金しかかからない。必要なことは、電子オーブンのドアを密封して放射線が漏洩しないようにするのと同じような改装工事だけである。

ハム無線オペレーター

労働者への調査によって、アマチュア無線家の強い電磁波被曝と高いがん発生率との関連性があることがわかった。七三パブリケーションズ刊行の『アマチュア・レイディオ・トゥデー』の副編集長デイビッド・G・キャシディは、こう言っている。

「私たちの雑誌は電磁放射線の危険を初めて取り上げた雑誌のひとつであった。私は証拠は決定的なものであると考えている。低レベルの放射線に被曝すれば死ぬということを立証するのに、これ以上の研究は必要がない。アマチュア無線オペレーターは一九二〇年代から低レベルの電磁波にどっぷりと浸ってきた。彼らは自分を守るための方法がたくさんあることを理解すべき時だと思う。まず第一に、送信機を部屋の向こう側に置くように私はみなに指示する。すぐ目の前に置くべき理由はない。スイッチを入れたなら、送信機には用はないからである」

この雑誌は、被曝の危険性を警告する多くの記事を掲載していた。キャシディや他の編集者は毎回読者の質問に応え、電磁波の発生源リストを送った。キャシディは次のように言う。

「野外のアンテナは問題ではない。問題はあなたといっしょに部屋のなかにある送信機から出ている強い放射線である。連中は送信機に鼻をくっつけるようにしてスイッチを入れる。それが有害なのだ。あるアマチュア無線オペレーターは、交信するときに小さなアンテナを肩の上に留める。ときには都会のアパートにいる者はアンテナを室内に設営することさえある」

キャシディはハムのオペレーターに、ガウスメーターを手に入れて測定し、強い電磁波を避けるための手段をとるように助言する。

警察

もうひとつ特別なケースは警察のレーダー・スピードガンである。職業上の電磁波の危険性について、これまで最も大きな反応が起こったのは、警察が携帯式のレーダー・ガンの使用を初めて禁止した時である。これまでのところ、カリフォルニア州サンディエゴ市、コネチカット全州、フロリダ州セント・ピータースバーグ市の警察は、この装置の使用をやめてきた。コネチカット州警察のスポークスマンによると、禁止措置がとられたのは、州警察官がこの装置から発生する電磁放射線を長期にわたって被曝することによって、がんにかかることを恐れたからであった。禁止措置は、三名の州警察官が、レーダー・ガンを使用したためにがんにかかったとして労災補償を請求した後にとられた。一人は、ウィンザー・ロックス警察に属する勤続一八年のベテランで、彼は何年にもわたって両脚の間にレーダー・ガンを支えていたので、左のこう丸を悪性腫瘍に冒されたと申し立てた。

カンザス州のクストン・シグナルズ社は、この装置を製造した会社であるが、レーダー・ガンはまったく健康に危険性はないと否定した。同社のスポークスマンは、レーダー・ガンの放射線は政府の安全基準を十分に満たしていることを示す実験結果を引用した。

一九九〇年に、リンパ腫にかかった三二歳の警官を診察したカリフォルニアの医師は患者に、白血病、リンパ腫、神経系のがんなど各種のがんと、RF電磁放射線の被曝との関連性を示すデータが増えていることを告げた。医者は、カリフォルニア州の警官がリンパ腫で死亡する確率は二・六八倍高く、全がんになる危険は二倍高いということを指摘した。彼は次のように結論づけた。「このような事実に臨床的な説明（毎日何時間もレーダー・ガンをのせる膝のところだけリンパ結節が大きくなっている）が加わるなら、（X氏の）病気と、特定タイプの電磁放射線の職業被曝が長期的に生物学的な影響をもたらしていることとの間に、たんなる偶然以上の関連性があることは明らかであるとの結論を導かざるをえない」。

連邦食品医薬品局は最近、レーダー・ガンを作動中には少なくとも体から六インチは離してもつように勧告した。一部の警察は、この銃を使うかどうかの選択権を警察官に与えている。

警官はまた、肩の上に乗せて、頭のすぐ近くにアンテナを立てる双方向性の無線からも無線周波の放射線を被曝している。オートバイ隊員はバイクの後ろにもうひとつのアンテナを立てているので、ちょうど電磁波をまともに受けて座っていることになる。パトロールカーもアンテナを後部につけているので、同じ結果をまねく。

すべての労働者の安全

多くの労働者が電磁場での健康被害を受けている現在、私たちに何ができるだろうか。国立労働安全衛生研究所（ＮＩＯＳＨ）のワークショップは、業界に労働者の電磁場曝露を全体的に低減する方向をめざすように呼びかけて終了した。こうした勧告は、出発点としてはすばらしい。ＮＩＯＳＨ勧告の一部は以下のようなものであった。

・電磁場発生源の確認と特徴の研究。
・ビルのアースシステムに流れる中性線環流電流から生じる電磁場への労働者の曝露を少なくするように連邦電気法を修正。
・曝露を少なくするような新建築の配線設計。
・職場の電磁場強度を低減するような電線設営方法の開発。
・電磁場を相殺する技術の研究。
・工業設備、電動機器、オフィス機器の電磁場を低減するような配線と回路設計、および現行装置の可能なかぎりの改装。
・効果的な防護資材の開発。
・曝露を低減する労働慣行の行政管理。たとえば、労働者と発生源との距離を広げる、曝露時間を最小限に抑える、作業課題の再編成、作業場の再設計、ロボットの使用。
・電磁場の低い装置の設計。
・瞬間的に発生する電磁場を低減するために装置の回路設計を修正。
・より優れた保護装置の開発。
・曝露を低減するための作業員の訓練と教育

第八章　電磁場訴訟

アメリカの母である陪審団はこうした状況が続くのを許さないと思う。（マイケル・ウィゼイ、シアトルのシュローター・ゴールドマーク・ベンダー法律事務所）

健康の不安と強大な経済利害がぶつかった多くの環境紛争と状況が異なり、政策決定者らは、電磁放射線の健康への危険性について義務を遂行するのをまったく怠ってきた。政府は調査に必要な資金を出そうとせず、さらに一般国民を六〇ヘルツの電磁場曝露から保護するために何ら明確な規制もせず、闘争を住民自身にまかせっぱなしにしてきた。闘いは下から盛り上がり、次々と地域に広がり、弁護士も次々と提訴される訴訟に加わるようになるだろう。

役人や利害関係者が電磁場が危険であるという証拠はないと言いつづけ、政策決定者がぐずぐずと対応を遅らせている間にも、アメリカ中の弁護士は、今後発展しそうな訴訟分野と思われる電磁場裁判にそなえて準備を整えている。すでに多くの電磁場訴訟に加わってきたある弁護士によると、電磁場訴訟は、いまアメリカで最も急増している分野であり、他の弁護士も同感のようだ。九一年の夏の終わり頃に、アメリカ弁護士会が電磁場訴訟について電話会議を開いたところ、この種の会議としてはこれまでで最大の反響があった。一九八五年以来、一〇〇件以上の電磁場訴訟が提訴されている。

電磁場の健康への危険性のような重要な社会問題を裁判にもちこむことの明確な利点は、何らかの対策がなされるだろうということである。判事が下す判決は〝命令〟とみなされ、当然ながら、国民に何をすべきかを指示する。これまでのところ、次々と行なわれる裁判で、裁判所は電力会社に有害な送電線についてなすべきことを指示してきた。裁判所がそのような判決を出しつづけるかぎり、電磁場に知らないうちに曝露するというアメリカの状況は、今後数年のうちにいくつかの大きな変化を迎えるはずである。いままでも多数の裁判が、電力会社に通告を出している。

カリフォルニア州のサン・ディエゴ・ガス・アンド・エレクトリック社は、訴訟が電磁場に対する電力会社の態度をいかに変えたかを示す良い例である。電磁場曝露にかかわる多くの裁判に敗れ、アメリカ初の電磁場による人身損害賠償裁判（ズイデマ訴訟のことで、これについてはこの章の後半でとりあげる）の影響が広がりそうな気配があったため、サン・ディエゴ・ガス・アンド・エレクトリック社は一〇〇台のガウスメーターを購入し、自社の弁護士の助言で、送電線周辺の電磁場を測定して、その数値を住民に知らせるという積極的な運動を始めてきた。

テキサス州のヒューストン・ライティング・アンド・パワー電力会社（ＨＬ＆Ｐ）の場合は、もうひとつ焦点となっている裁判である。一九八七年冬に、マイケル・スコットの両親はＨＬ＆Ｐを相手どり、三四万五〇〇〇ボルトの高圧線が息子の脳腫瘍による死の原因であると訴えた。訴えの根拠は、弁護士のジョン・マクドウェル（バンクストン・アンド・マクドウェル法律事務所）によると、電力会社がスコット家から送電線用地を買い上げたときに、高圧線の磁場の危険について警告しなかったということである。電力会社は訴訟の用地接収については法廷外の和解に持ち込んだが、健康被害についてはまだ係争中である。この和解に、この種の裁判に典型的な二つのポイントがあった。(1)電力会社が支払った和解金についてはかん口令が出ている、(2)訴訟が和解となった後、ＨＬ＆Ｐはすべての利用客に、高圧線の電磁場への危険性について注意を促す〝慎重な回避〟を求める通告を送り始めたことである。

ますます多くの弁護士が電磁場事件を法廷にもちこみ、勝訴となっているという事実にもかかわらず、裁判に訴えるにはいまだに大きな問題があり、なかでも大きな問題は裁判費用である。費用の問題があるので、訴訟を起こしたいと思っても全員が裁判に訴えるわけにはいかないのである。逆に、費用の問題があるために、裁判に訴える方法は、集団訴訟（たとえば、ニューヨーク市のフィリポウスキー事件のような集団訴訟におけるケース）や、自治体（たとえば、ニュージャージー州のミドルタウン郡区）には最も適している方法である。訴訟費用は三〇万ドルかかる。

Ｈ・ディクソン・モンタギュー弁護士（テキサス州ヒューストンのヴィンソン・アンド・エルキンズ法律事務所）は次のように警告する。「大きな問題のひとつは、法廷に訴える費用、弁護士を雇う費用、陪審団に事件を立証できるような専門家を雇う費用である。この種の裁判の資金は非常に高いものになる」。一九八七年に勝訴した画期的な電磁場訴訟における依頼人について、彼はこう語った。「幸いなことにクライン・インデペンデント学校区は電力会社を相手どって訴えるだけの資金をもっており、電磁場に長期間にわたって曝露した場合の健康への危険性について、陪審団に十分な説明をすることができた。個人ではこのようなチャンスにはめったに恵まれない。しかし、チャンスさえ与えられれば、その結果は明白だ」。

モンタギュー弁護士は、〝ヒューストン・ライティング・アンド・パワー電力会社（ＨＬ＆Ｐ）対クライン・インディペンデント学校区事件〟で、学校区側の弁護士となった。この裁判は、三つの学校の隣にある三四万五〇〇〇ボルト送電線の立地をめぐる紛争であった。標準的な立地手続にしたがって、HL&Pは州の公益事業委員会に、クライン学校区の土地を送電線用地として接収するための申請を行なった。校区側は、土地接収に対し、反対を申し出た。最終的には、当事者らはこの問題を裁判にもち込んだ。訴訟の最中に、送電線は建設され、電力を送り始めた。クライン学校区は勝訴した。判事は会社側に送電線の撤去を求め、陪審団は懲罰的賠償金として三五万ドルを学校区に支払うよう判決を出した。電力会社は控訴した。一九八七年十一月に、テキサス上級裁判所は送電線についての判決を支持したが、懲罰的賠償は認めなかった。

この裁判が重要なのは、「電磁場の発がんの可能性」を陪審団が最初に認めた裁判だからである。テキサス上級裁判所のポール・プレスラー判事はこう述べた（七三九南西部第二テキサス上訴裁、ヒューストン、一九八七）。

「証拠にもとづいて、陪審団は送電線が危険を与えること、そして、その危険の大きさが不確かであるので注意を要することを確信することができた。……陪審団は、健康への影響について不安が高まっているにもかかわらず、HL&P社は送電線の立地と運営時にこうした不安を考慮しなかったと確信することができた。最終的に、陪審団は、HL&Pの行動が、理性と分別にもとづいて行なわれなかったこと、したがって、自由裁量の乱用を行なったということを確信することができた」

判決はさらに次のように述べた。「HL&Pの従業員は、文献を読んだり、セミナーに出席したりして、この論争を理解しようと努めてきた。会社のファイルには、この問題についても多くの論文が納められている。健康への危険性があるという論文もあれば……証拠が不十分であるという論文もあった」。数名の専門家は、問題の学校に通学する子どもはがんの危険が著しく高くなり、不必要な危険にさらされていると証言した。あるHL&Pの社員は、会社が送電線のルートを決めるのに電磁場を考慮しなかったし、「早い段階からこの問題を無視していた」と証言した。つまり、送電線による健康への影響や安全性についてのクライン学校区の不安にもかかわらず、HL&Pは「コストがかかるという理由もあって」送電線のルート変更を拒否したのだ。

電力会社は送電線を測定したというので、クライン学校区は民間の電気技術者マービン・L・チャトコフ博士を雇って、電磁場を測定させた。二つの測定値は著しく異なった。HL&Pは暖かい日曜の朝に測定し、一から二ミリガウスの測定値を得た。チャトコフ博士は、曜日を違えて五日間、それも子どもが通学する日に測定したところ、六から一〇ミリガウスの数字を得た。

フロリダ州ボッカ・レイトンのサンドパイパー・ショアーズ小学校も、同じような紛争に巻き込まれた。ひとりの母親がジョージア州で学校の送電線による電磁場曝露のため、息子を脳腫瘍で失うという体験をしていた。もう一人の子どもを通わせるつもりだったフロリダのこの小学校にも、五本の送電線が近くを走っていることを知って、問題にしたのだ。シャロンとウイリアム・ラウシュ夫妻は娘をそうした危険にさらすよりも、自宅で教えることを選んだ。その一方、パーム・ビーチ郡の教育委員会を相手どって集団訴訟を起こし、同じ校区の別の小学校に子どもを転校させることを認めるように要求した。二年後に、この紛争は法廷外で和解し、特別な医学的理由の転校についてガイドラインをつくるという同意にいたった。

「〝ラウシュ対教育委員会事件〟における教育委員会と原告は和解協定を結び、これによって、サンドパイパー・ショアーズ小学校に通学する子どもの両親あるいは法的保護者は、学校が送電線に隣接していることに不安があれば、子どもを最寄りの学校に転校させるよう要求することができるようになった」

和解の条件としてさらに、判事は教育委員会に、校庭の中の送電線に近い場所を、子どもたちが入れないようにするよう命令し、そして子どもをサンドパイパー・ショアーズ小学校に通わせている両親全員に転校を選ぶことができるという通知文書を配るよう要求した。転校を申請した両親は、「電磁場被曝や、それに関連する健康への危険性にかかわるような医療歴あるいは不安が家族にある」ことを示す医者の証明書を提出しなければならない。

原告側弁護士であるボッカ・レイトンのローレンス・J・マラフィーノによると、両親が「医者からそうした証明書をもらうことは簡単だった。この条項は、両親に手間をかけさせるためだけにつけ加えられたものであった」。電磁場の測定値は、校庭の一部と校舎の端、調理場がある場所で三・五ミリガウスであった。「危険性を示す基準は三ミリガウスということになっていた。原告側証人のある技術者は法廷で、自分の子どもがこの数値以上の電磁場のある学校に通っていたら、危険だと思うと証言した」とマラフィーノは説明した。マラフィーノの二人の子どももサンドパイパー・ショアーズ小学校に通うことになっていたので、この裁判にはボランティアで協力したのだが、電磁場裁判に関連して、少なくともひと月に二回は電話があると語った。

裁判にもちこむ場合、経費がかかることのほかに、もうひとつ問題となるのは、電磁場にかかわる法規がきわめて新しいという問題である。きわめて新しいということは、弁護士の側で、法的処女地を開拓するだけの多大の創造性とエネルギーが必要だということである。このような事件の場合、中小の法律事務所では簡単に手に入れられないような資料が必要になる。シアトルの弁護士マイケル・ヒックスは、電磁場の賠償請求を提訴して、却下された経験をもつが、次のように説明している。

「こうした事件を陪審団にもってゆくには、ある程度の予審証拠が必要である。この事件を予審段階にもってゆくだけでも多大の調査をしなければならない。私は基本的には一人だけの事務所である。この種の事件は、私がどんなにやりたいと思っても、実際のところ手に負えない。私はいまでもそのように信じている。大衆の注目を集める必要があると考えている。判例があり、知識も認識も申し分ない専門家が大勢いる。しかし、実際に必要なのはマイク・ウィゼイのように、こうした会社を追及できるだけの専門的な経験をもっている弁護士である。このような人材をもたなければならないのだ」

マイケル・ウィゼイ（シアトルのシュローター・ゴールドマーク・アンド・ベンダー法律事務所）は、ボーイング社の長年の社員であるロバート・C・ストロムが訴えた画期的な電磁場労災補償裁判を勝訴に導いた。〝ストロム対ボーイング裁判〟で、ストロムは、彼の慢性骨髄性白血病は、二〇年近く働いてきたシアトルにあるボーイング社のプログラムで、仕事中に電磁パルス放射線を浴びてきたからであると主張した。ストロムの職場では、MXミサイルの部品を電磁パルス放射線を使ってテストしていた。この集団訴訟では、ボーイング社は、このプログラムに携わっていたストロムを含む七〇〇名の労働者に与える放射線の危険を認識していたにもかかわらず、彼らを保護したり、警告したりはしなかったと告発した。一九九〇年の法廷外の和解で、ボーイング社はストロムに五〇万ドルを支払い、医療制度の現行の姿をつくり、このプログラムにかかわったほかの労働者の健康をモニターすることに同意した。このプログラムにかかわった労働者は全員、労災補償で訴えることができる。今日までに、大勢の労働者が白血病やメラノーマ（悪性黒色腫）にかかった。ロバート・ストロムは電磁放射線の危険についての情報を広めるための財団を設立した。

ウィゼイはこの裁判を二つの理由で重要だと考えている。「まず第一に、この裁判は電磁場放射線が国民の健康に有害であることを立証した。第二に、労働者は自分たちがさらされている健康危害についての情報を与えられるべきであるという原則を支持した」。

こうした訴訟は複雑なので、弁護士グループは団結して、裁判にのぞんでいる。西海岸におけるそのような弁護士グループのひとつは、電磁放射線裁判評価チーム（EMERSETT）と名乗っている。EMERSETTの中心人物はマイケル・ウィゼイ弁護士である。ウィゼイはこう説明する。「EM

ERSETTの目的は、法廷で電磁場問題を追及する弁護士を可能なかぎり十分に支えることです。私たちはまた、情報センターとして、また電磁場裁判の準備書面や訴状を作成する専門家組織として活動します」。

アーロン・サイモン弁護士（カリフォルニアのカザン・マックレイン・エディーズ・アンド・サイモン法律事務所）もEMERSETTの一員である。サイモンは、弁護士が集まって「電磁放射線裁判評価チームを結成したのは、この分野では、アスベスト訴訟のように間違った土台から出発しないようにするためである」と語る（サイモンとウィゼイは、サンディエゴのズイデマ訴訟を扱っている弁護団に加わっている）。

ダイアン・M・グルーネイヒ（サンフランシスコ・ベイ・エリアのグルーネイヒ・エリソン・アンド・シュナイダー法律事務所）は、公共電力会社や公益事業委員会を相手どった裁判でエネルギー法を専門とする弁護士である。グルーネイヒは、電磁場訴訟を「今日わが国で法律的な関心が最も急速に高まっている分野のひとつ」と述べ、さらに「他の人々と同じように、私のところにも電磁場の危険性についての電話がいつもかかってくる」とつけ加えた。事実、グルーネイヒは非常に多くの問い合わせの電話を受けたために、アメリカ中のすべての電磁場と送電線裁判を追跡する最新データベースをもっているほどである。グルーネイヒはこうした裁判が「電磁場訴訟のいわば水門を開く」可能性があると見ている。「これは電力会社にとっては厳しい事態になるでしょう。そこで、彼らはいずれの裁判に対しても、あらゆる手段を尽くして戦うことになるでしょう」。

この分野全体があまりに新しいので、電磁場の判例は、読者がこの本を読んでいる間にも、次々とつくられているのである。カリフォルニアの環境コンサルタント会社であるセイジ・アソーシエイツのシンディ・セイジ社長は、さまざまな重要な電磁場訴訟を支援することによって、電磁場の判例に大きく貢献してきた。なかでも、〝サンディエゴ・ガス・アンド・エレクトリック社対デイリィ事件〟では、電磁場の「不安」をカリフォルニアの判例のなかで確立した。

〝デイリィ事件〟は、送電線に接近していることから苦情が発生したということを除いては、典型的な土地収用訴訟であった。このような収用事件は、政府が公益のために民間の不動産を接収しなければならない必要性から発生する（デイリィ事件の場合は、電力会社が、送電線用地にするため、一部の土地をとりあげた）。政府の権限は〝土地収用権〟と呼ばれている。この手続きには本来、適正な補償がこの種の接収には与えられるという理解が根底にある。ジャクソンビルの弁護士で、土地収用法を専門にするデイビッド・W・フォースターの言葉によると、「自分の意思に反して土地を放棄した個人に、十分な補償を受けられないという重荷を政府が負わせるのはおかしい」。

しかし、十分な補償とは何か、という問題がしばしば議論の的となる。ときどき起こるのは、政府（この場は電力会社）が金額を提示し、持ち主側がそれに対する金額を示し、両当事者がその差について裁判に持ち込むということである。この種の裁判でさらに争点となるのは、不動産の持ち主にも、用地の接収あるいは使用によって、この不動産の残りの部分の最適な使用が侵害されたという理由で、分割損害賠償をもらう権利があるかどうかである。

デイリィ訴訟の根拠は、デイリィ社が所有しているランチョ・ジャムルの土地から、サンディエゴ・ガス・アンド・エレクトリック（SDG&E）社が五〇万ボルトの送電線をつくるために接収した二〇〇フィート（約六一メートル）の用地をめぐる論争であった。電力会社はデイリィ社に用地代金として、一一万ドルを提示した。デイリィ社は、その土地は一四五万ドルの価値があると主張した。デイリィ社はまた、送電線によって残りの不動産の価値が下がり、計画どおりの開発ができなくなったと主張した。最終的にデイリィ社は当初の金額の半分で折り合いをつけようと申し出たのだが、SDG&E社は同社を裁判に訴えた。この事件は裁判にかけられ、陪審団はデイリィ社の用地を一九万ドルと評価し、さらに損害賠償として一〇三万五〇〇〇ドルを認めた。一九八八年に控訴裁判で、この賠償額は三六万五〇〇〇ドルに引き下げられた。

セイジによれば、デイリィ事件の重要性は、土地収用訴訟で電磁場への「不安」を補償すべき損害として立証したことにある。「その時点から、電磁場の影響を示す証拠が土地収用訴訟で適正に認められるようになりました」とセイジは話す。一九九一年秋の『不動産法ジャーナル』のなかで、セイジはカリフォルニアの判例法として「電磁場への不安」を確立した。その論文のなかで、彼女はこう述べる。「電磁場は、人々の認識という点でも、あるいは『不安』という点でも注目を免れなかった。人々はその懸念を市場で表わしているので、結果として、著しい健康への危険性を立証することは、分割賠償額を決定する際には不必要であることを、土地収用権判例法は立証している」。彼女はつづけてこう説明する。「SDG&E対デイリィ事件では、その中心的な考えは、電磁場の健康への危険性を、慎重な土地計画者であれば、開発のマスタープランを作成する場合に考慮するような可能性として提示するということであった。現行の科学文献にもとづく有害な健康影響について、大衆がどのように認識するかという点に注目しました」。

サージは最近こう述べた。

「いまや、訴訟が真実を語る。いかなる電力会社ももはや電磁場が危険であることを知らないと主張することはできない。電力会社は、送電線から曝露している人々に事実を開示したということを立証する必要がある。今日、私が裁判所にでかけて、電力会社が電磁場の危険性を開示したかどうかを調べなければならない場合、ほぼすべての裁判で、電力会社自身の環境問題の公文書にもとづいて、開示されている事実がある。電力会社が、環境影響報告（ＥＩＲ）で、健康に著しい危険があるということを書いていたなら――今日のほとんどの報告がそう書いているが――電力会社はあたかも著しい影響がないという行動をとりつづけることはできない。この点が明確に確認されて、デイリィ事件はいまや、カリフォルニアの判例となっている。しかし、電力会社はそれでも、害があることを否定している。サスマン（電力研究所のスタン・サスマン）と彼の仲間が、科学的な証拠があるにもかかわらず、明らかな問題はまだないと言い張るなら、実際に現場に出かけて、測定し、住民の懸念に説明するべきだと私は彼らに教えてやる。市場はいまのところは反応していない。もし（問題であることを知っている）電力会社が、利用客にこの事実を開示しなくても、市場が電磁場の危険を感知すれば、市場はじっとはしていないことを知ることになるだろう」

今日、多くの不動産業者は、送電線や変電所に近いことが住宅の売却や不動産の評価額に影響を与えることを認めるだろう。彼らのなかには、実際にガウスメーターをもって電磁場を測定までして、買おうとしている住宅が安全であることを客に説得できるようにしている業者もいる。テキサスのある業者は最近、送電線の近くの住宅が、過去二年間で二五パーセントも市場価値が下がったと推定した。全国の都市で、不動産に隣接する電磁場発生源について、住宅の購入予定者の相談にのる会社が急増している。

二件のフロリダの重要な電磁場の逆土地収用訴訟もまた、不動産の市場価値におよぼす人々の不安をくみとって、成功をおさめた。その二つの訴訟とは、フロリダ・パワー・アンド・ライト・カンパニー対S・B・ジェニングス事件とフロリダ・パワー・アンド・ライト・カンパニー対バージニア・S・ロバーツ事件である。両方の訴訟において、不動産業者や鑑定人は、高圧線に近いことで不動産の価値が下がっていると証言した。

この事件はまとめられて、最終的に最高裁にゆだねられたが、一九八七年に最高裁は「一般人の（電磁場への）不安が不動産の市場価値におよぼす影響は、不安が合理的であることを別個に立証しなくても認められる」と述べた。

最高裁判事のエーリックの意見によれば、

「ここでの『不安』というのは、五〇万ボルトの送電線の近くに人間が接近した場合の健康と安全上のリスクについての人々の認識である……。不動産の所有者は……企画コンサルタント、三名の不動産ブローカーと鑑定人などの専門家の証人を出した。これらの不動産関係の証人は、他の郡における五〇万ボルトあるいは二四万ボルトの送電線にある不動産売却について言及し、地主らは、接収された土地について、フロリダ・パワー・アンド・ライト社の鑑定人が主張するよりも大きな損害を受けており、また地主は残りの土地についても分割損害を受けている、と述べた」

ジェニングスは先の送電線訴訟を覆した。このことは、その時点で入手できた科学情報の水準での変化を反映している。一九八七年には、電磁場曝露の危険を証言する専門家を見つけることができた。電気技術者のジョン・ノーガードはコロラド大学とともに、送電線の電磁場に曝露することによって「人体への長期的な慢性的影響」があることを証言した。ナンシー・ワルトハイマー博士は、高圧電磁場にたえず曝露することによってがんを促進することを示す研究結果があると証言した。その後、電力会社が先の裁判（ケイシー対フロリダ・パワー・コープ、一九六三年）を持ち出して、この証言を裁判の進行から排除しようとしたときに、最高裁は下級裁判所の判決を支持して、こう述べた。「この一八カ月間に、高圧線に関する悪影響について多くの論文が発表された。その結果、住民はこの問題を認識しており、市場はこの事実を反映していると地主側は主張した」。

やや性格が異なる事件であるが、クリーブランドのリチャード・シーゲル弁護士は、企業グループを代弁して、クリーブランド・パワー・カンパニーが彼らの営業場所の近くに高圧線を建設しないように訴えている。

現在裁判となっている電磁場訴訟のほとんどは、いまのところは立地か、あるいは不動産価値をめぐる紛争である。とくに、高圧線に近いために不動産の価値が下がったと主張する逆土地収用訴訟である。こうした訴訟に関係している弁護士のほとんどは、この種の訴訟が今後急増するだろうと感じている。さらに、彼らは電磁場に関連する土地収用訴訟のほうが、身体的な損害賠償をもとめる電磁場訴訟よりもはるかに簡単に立証できることを認めているようだ。

「私が急速に増えるだろうと考えている事件は、逆土地収用訴訟と高圧線立地訴訟である」と、ワシントンに本拠のある「公益のための弁護士の会」(TLPJ)理事アーサー・ブライアントは説明する。TLPJは環境問題と労働問題を専門としている有名な市民支援団体である。このグループは最近、いくつかの電磁場訴訟に関わり始めており、ブライアントは電磁場訴訟がまもなく重要な社会問題になるだろうと思っている。「不動産価値をめぐる裁判はすでに増えていると見ている。つまり私の住宅の近くに高圧線が建設されたので、住宅の買い手がいないというような裁判だ。健康障害の賠償事件もある。しかし、これは立証が難しくなっている」。

しかし、最初の健康障害賠償訴訟(つまり、高圧線の近くにいたために身体的および精神的傷害を受けたと主張する訴訟)がすでに提訴されている。これらの事件は労災補償委員会ではなくて、裁判所に持ち込まれた事件である。労災補償は、同じ電磁場問題で請求されるが、民事裁判で提訴される電磁場訴訟とはまったく別物である。ひとつには、労災補償請求訴訟は、民事訴訟よりも簡単に勝利できる。なぜなら、雇い主に過失があったことを立証する必要がないからである。傷害が職場の曝露で起こったということを立証するだけでよい(これまでのところ電磁場曝露については、ふたつの重要な裁判ですでに立証されている。〝ストロム対ボーイング事件〟と〝ヤノン対RCA事件〟である)。しかし、労災補償審査では、挙証責任が甘いかわりに、現実にはトレードオフがなされている。シラキューズ大学法学部のピーター・A・ベル教授は電磁場がもたらす不法行為にかかわる法律を研究しているが、そのベル教授によると、「労災補償を勝ち取るのは簡単である。そのように設定されているからだ。そのほうが、雇い主にとって、和解金の額という面ではるかに軽く済ませることができるからである。非常に甘い基準である代わりに、受けとる金額は、民事訴訟で受けとるよりもずっとはるかに低い」という。しかし、労災補償の判決は、法的な先例となるので、民事訴訟で使うことができる。

健康障害の電磁場訴訟を遂行することは簡単なことではないのは明らかだ。電力会社は全力をつくして戦ってくる。なぜなら、「賠償責任訴訟の水門をあける」可能性が非常に大きいからである。そのために、賠償責任訴訟は、今後増大する電磁場訴訟に関するかぎり、重要になるだろう。もうひとつの問題は、州によって状況が大きく異なることである。フィリポウスキー訴訟を扱ったマイケル・グルダはこう説明する。「ニューヨーク州は治外法権をもっており、電力会社は州の組織である。ここでの裁判は、州が任命した判事のもとで争わなければならず、陪審団のもとではない。カリフォルニアは、電磁場の身体的および精神的傷害に関連する訴訟を認めている。しかし、ニューヨークはそうではない」。

ヒューストンのスコッツ夫妻の弁護をつとめた弁護士のジョン・マクドウェルはこう言った。「私は健康障害の賠償訴訟問題では、多くの壁にぶちあたった。いまのところは、この問題で原告が勝訴した事件は知らない。賠償責任の根拠となるのは、電力会社がスコット夫妻から用地を購入したときに、会社が電磁場の危険について警告しなかったということである。しかし、会社は危険を警告する研究結果が出ていることを知っていた。いまでは、HL&Pは利用客全員に、慎重な回避をするよう通知を送っている」。マクドウェルは、健康障害の賠償請求訴訟が、電力会社の行為に大きな影響を与えるだろうと感じている。「電力会社はこのままでは金がかかるということを認識しないかぎり、なんとかしようとは思わない。頭を悩ます唯一の問題は、小児白血病のケースである。電磁場ががんの危険をまねいていると人々が本当に思うようになれば、事態はかわるに違いない。いまのところ、電力会社はたった一つの事件では立ち上がろうとしない。会社はできるだけ出費を先に延ばそうとしている」。

マイケル・ウィゼイははるかに楽観的である。ウィゼイは、彼がかかわったズイデマ訴訟のように、健康障害での賠償訴訟で勝利する可能性は大きいと思う、と言った。「電磁場賠償の理論はきわめて単純である。厳密な責任を問えば、人々、とくに子どもたちが電磁場に曝露するとがんになりやすくなるというのだから、これはきわめて有害なリスクである。電力会社は利用客に高水準のサービスを与える義務があるので、過失の証拠となる。したがって、電力会社は、電磁場を軽減する確実な手段を使って、高圧線や変電所の近くにいる人々を曝露から防護しなければならない」。ウィゼイはまた、彼の依頼人たちは単純な理由で勝訴するだろうと思っている。「私たちはアメリカの母たる陪審団がこうした状況を続けさせないだろうと思う」。

いま、注目すべきいくつかの重要な、電磁場の健康障害での賠償訴訟がある。ひとつはヒューストンのスコット事件である。ほかの二つは、カリフォルニアの〝ズイデマ対サンディエゴ・ガス・アンド・エレクトリック事件〟と、ニュージャージーの〝アルトゥニアン対アトランティック・シティ・

エレクトリック事件〟である。これらの裁判の結果がおそらく電磁場がもたらす健康障害での賠償訴訟の行方を決定するだろう。

ミッチェルとテッド・ズイデマは、四歳の娘マロリーが腎臓ガンにかかったのは、ズイデマ夫人が妊娠中に一次配電線の電磁場を曝露したためと信じている。配電線はズイデマの住宅の一二フィート（約三・六メートル）上を通っており、低いところは住宅のひさしからわずか六フィート（約一・八メートル）のところに垂れている。電柱にのっている降圧変圧器は、家から同距離にある。ズイデマ夫妻は、一九九一年夏にサンディエゴ郡のカリフォルニア上級裁判所にSDG&E社を相手どって訴訟を起こし、電力会社に娘のがんの責任があると主張した。

この訴訟は三人の弁護士によって扱われた。マイケル・ウィゼイのほかに、アーロン・サイモン（カリフォルニア州オークランドのカザン・マックレイン・エディゼズ・アンド・サイモン法律事務所）と、フレッド・シェンク（ケイシー・ゲリー法律事務所）であった。弁護団はEMERSETT（電磁放射線裁判評価チーム）のメンバーであり、また、ストローム事件でウィゼイに協力した「公益のための弁護士の会」から訴訟の支援を受けていた。ウィゼイによると、ズイデマ夫妻は、たんに受けた損害の補償だけを求めていたため、具体的な金額を請求してこなかった。訴訟の経過は、ズイデマ夫人がたまたまポール・ブローダーが高圧線の電磁場の危険性について話しているのを聞いて、彼に娘のがんについて話したところ、ウィゼイにこの裁判を引き受けてくれるよう依頼してくれたのだ。サイモン弁護士は次のように語る。

「私たちの訴訟では、マロリーの腎臓がんは胎児のときに配電線へ曝露したことによるものであると主張した。ズイデマ夫人は妊娠中リビングのソファでよく寝ていたが、その部屋は二〇ミリガウスという高い電磁場を送電線から受けていた。この種の曝露で病気にかかるリスクが高まることを立証できると、私たちは思った。この事件で立証すべきことは、確率が高くなるということ、すなわち、この曝露は小さな要因ではないということであった」

サイモンはこの訴訟の賠償責任問題をこう説明した。

「厳密な責任はこの事件では存在しない。法廷はこの点にすでに異議をとなえていた。つまり、私たちは厳密な責任では敗北した。そこで過失で争わなければならなかった。つまり、メーカーは、自分たちのやっていることが危険であることを知っていたか、知っていたはずであるということを、私たちが立証しなければならないということを意味しています。興味深いのは、業界が高圧線に近いことの危険性をどのように知ったかということと、それについて何らかの手を打つべきであったことを立証することです」

アルトゥニアン事件は、ニュージャージー州のケープ・メイの弁護士ウィリアム・ウルフが扱った。アルトゥニアン氏は白血病にかかっており、彼も主治医も、これは彼の家から一〇フィート（約三メートル）も離れていない二本の六万九〇〇〇ボルトの送電線が原因だと信じていた。医者のほかにも、多くの科学者が、裁判に訴えるなら、証言に立つ用意があった。

詳しいことにふれず、ウルフはこう説明した。「法律事務所の方針として、私たちは、被告の行為あるいは過失と原告の危害の因果関係を立証する専門家の報告が手元にないかぎりは――製造物責任であれ、過失であれ――どんな賠償請求の訴訟もしない」。この事件は訴訟まで二年はかかるものと予想される。

ジョン・ワード（メリーランド州ボルチモアのクイン・ウォード・カーショー法律事務所）はノースイースト電力会社に対して、電磁場の健康被害訴訟を二件提訴した。依頼人は脳腫瘍にかかった若者二人、メリッサ・ブロックとジャック・ウォールストンで、二人ともコネチカット州ギルフォードの同じブロックの住民であり、変電所近くに住んでいた。このような訴訟の最初の数件については、電力会社は全力を傾けて戦うだろうということをウォードは認める。しかし、彼は楽観的である。

「電力会社は引き延ばし戦術をとり、次々と文書をだして、遅延戦術をとるだろうと思う。しかし、私はこの訴訟は勝てると楽観している。脳腫瘍は電磁場曝露と密接に関連している。依頼人のどちらも、他には何も曝露していない。私たちは、変電所の立地における過失と、電磁場をモニターして住民に危険を知らせなかった電力会社の怠慢を主張した。これは電力会社に高水準の注意を要求している州法に違反している。

電力会社は科学的な証拠がないと主張しているが、時代は変わっている。私は最近、電力会社のグループと話をした。私は彼らに、虚心に文献を自らの判断で読んでみるなら、五二件の研究のうちの四二件あるいは四五件の研究が、電磁場への曝露でがんを促進すると報告していることを知るだろうと話した。

証拠は無視できないほど確実である。私は彼らに、他の産業が侵したような過ちを繰り返さず、ただ見ているだけで否定するようなことはするな、と警告した」

ウォードは、訴訟そのものが電力会社側の自主的に電磁場を軽減しようとする努力の邪魔になっている、というよくいわれる意見に反対している。電力会社は、厳しい安全基準をもうけたり、電磁場を低減する活動をすれば、自らの責任を認めたことになり、損害賠償訴訟が地滑り的に起きるだろうと考えている。ウォードはこう語る。「電力会社が不法行為法で訴えられる場合には、厳密な製造物責任あるいは過失のどちらかにもとづいて訴えられる。原告は、電力会社は合理的な保護措置をとる義務があるにもかかわらず、その義務を果たさなかったことを立証する。電力会社が義務を果たしたことを証明することができるならば、この事件は電力会社側にプラスになると私は思う」。

ベル教授らは、結局のところ、電力会社に変革を迫ることができるのは、取締りのプロセスであって、法律ではないと考えている。

「いくつもの訴訟に勝ち始めるほどのデータが十分にあるならば、人々を恐れさせるのに十分である。社会を変えるのは、規制のプロセスであって、不法行為にかかわる法律ではない。人々が十分に不安をもち、怒りをもっていれば、規制機関を圧倒することができる。私がいわんとすることは、不法行為にかかわる法律において、因果関係を理解するほど科学が確かなものであれば、社会は、多くの脳腫瘍が電磁場曝露によって起こるであろうことを知る。人々は大声を出し始めれば、規制機関はそれに応えるだろう。このような社会では、規制機関に国民を保護させるのに不法行為にかかわる法律をもちだす必要はないのである」

ともあれ、いまでは二つのことが明らかである。まず第一に、電磁場訴訟は始まったばかりである。今後数年のうちに、アメリカ中の裁判所にこうした訴訟が殺到するだろう。第二に、ベル教授はおそらく正しい。結局、皆が常に言いつづければ、取締機関や政策決定者に圧力が加わり、電磁場の健康への危険性の問題に真剣に取り組ませて、一般市民が知らないうちに電磁場に曝露することを少なくする点で違いが生じるからだ。

エピローグ

私見であるが、労働者の健康に何が起こっているかを見る場合、非電離放射線の健康への危険性については伝統的な考え方があった。いかなる健康へのリスクもあってはならないということであった。私たちは現在、パラダイムが変わる渦中にいる。まさにこれから何が起こるかということこそ、研究の大きな謎である。（ジョセフ・ボウマン、国立労働安全衛生研究所）

今日、連邦予算が削減されているので、研究者たちは電力研究所（ＥＰＲＩ）のような既得権益をもつグループから資金を提供されている。こうした研究者は電磁場については、影響を否定する結果のみを報告し、肯定する結果は報告しないように微妙な圧力をかけられているので、やや偏りがある。彼らは、電磁場に問題があるので、規制すべきだということを恐れている。でなければ彼らは色分けされて、資金をもらうのが難しくなる。そのために学界では電磁場の議論がこれほどまでに静かなのである。（デイビッド・ベイリス、ＥＰＡＥＭＦグループ）

電磁場問題の解決策は政府や民間産業からは出てこないのは明らかだ。解決策は、一致団結して公衆衛生での規制や、エネルギー政策の変革を要求する人々自身から出てくる。自分や家族の電力使用方法を用心深く変えることのほかに、同じような気持ちをもっている人々と協力して、自分たちの意見をかならず聞き届かせなければならない。

今日、電力会社は電磁場問題をいつまでも避けて通ることができなくなっている。あまりにも多くの人々がこの問題に関心をもっているのだ。あなたはすでに、電磁場問題を懸念する市民がどのように組織をつくり、メディアや役人の関心を集めてきたかを見てきた。これはたんに数の問題ではない。つまり、あなたが成功するか否かは、いかにうまく組織するか、とりわけその持続性に大きくかかっているのだ。電磁場問題を明確に確認したなら、次に目標を入念に定めて、あなたの要求を問題に対応することのできる人々（公益事業委員会、町会、市議会）に伝えれば、今日の状況で電磁場問題を勝利に導く可能性は非常に高い。電力事業を規制する委員会は、市民の苦情を聞くためにもうけられていることを忘れないこと。それが彼らの任務なのであるから、規制委員会は電磁場に対する不安に答えてくれるだろう。

もうひとつの道は、苦情を直接に、民営であれ公営であれ、電力会社にぶつけることである。公共事業である場合は、手紙キャンペーンを組織し、電気料金支払いの小切手を送るときに、電磁場についての不安を書いた意見を同封する。あなたの問題を、電力会社の会議に提出することをためらわないこと。それらの会議は一般市民にも開かれている。民間の電力会社も、公益事業委員会によって監督されているが、安全な商品を提供する責任を、その重役会を通して、株主に直接負っている。その会社の株をひとつ買って株主になれば、いろいろな作戦を展開できる。(1)株主総会で発言できる。(2)株主の名簿を要求し、自分たちのキャンペーンに参加するように要求できる。(3)たくさんの支持を集めることができれば、この問題を〝代理委任状項目〟にすることができる。つまりこの問題について、すべての株主に郵便で意見を聞いたり、あるいは重役会議の議題にすることができる。

既存の送電線や変電所の場合は、一般市民が電磁場に曝露しないように、とりわけ児童施設の保護を最優先させるためにロビー活動をする。M・グレインジャー・モーガンとインディラ・ネアによると、以下の方法は、送電線の電磁場から人々を守るための数少ない方法である。

・人々を避けるように新しい送電線のルートづくりを試みる。
・送電線用地の幅を広げる。
・新しいアース方法などを含めて、電磁場を最小限度にするような配電システムの設計を開発する。

電力会社が新しい電線を架けようとする場合、会社にその電線の必要性を立証するように要求することを反対運動の中心にすえる。電力会社に白紙委任して、電力需要の増大に応じるために新しい電線をつくったり、既存の電線の容量を増やしたりすることを自由にまかせる時代は終わった。

今日、ニーズの問題は、エネルギー節約の文脈のなかで取り組まなければならない。エネルギー節約政策は、電磁場の健康問題を解決するための焦眉の、良識的で、安価で、安全な方法の鍵である。エネルギー節約はまた、社会全体として、必要なすべてのエネルギーを生産しつづける能力があるのかという誰しもが抱いている懸念に対する回答でもある。

いまや、エネルギー政策を徹底的に変革すべき時機が来ている。こうした変化は主に、業界が「需要サイドの管理（デマンド・サイド・マネジメント、ＤＳＭ）」と呼ぶところのものと関連させるべきである。すなわち、配電システムのユーザー側に、新エネルギー源のニーズを抑制するために、電力の節約を奨励する政策である。エネルギーの節約あるいはエネルギー効率化によって、電力会社は、新しい発電所や新しい送電線を建設する必要なく、利用者に電力を供給することができる。

良好なＤＳＭのコンセプトは、すでに、アメリカ中の地域社会で根づき始めている。多くの州で、公益事業委員会は電力会社にＤＳＭ計画を提出させることを義務づけ、電力料金の割り戻しなどの金銭的な刺激策によってエネルギー節約を奨励し、市民がエネルギー効率のよい設備に投資できるように進めている。

こうした計画がどのような効果を及ぼすかを示すひとつの例は、サウス・カロライナ州チャールストンに住むサンフォード・エステスの家である。サウス・カロライナ・エレクトリック・アンド・ガスのガイドラインは、大幅な割り戻しと電力料金の引き下げを約束しているが、このガイドラインにしたがって、エステス家は、エネルギー効率のよい住宅を建設して、電力会社から「良識的」な料金にしてもらった。昨年の十二月の電力料金は、五八〇〇平方フィート（約六万五〇〇〇平方メートル）の住宅に対してわずか一八〇ドルであった。その前年は、二〇〇〇平方フィート（約一八六平方メートル）の古い家に対して、電力料金は冬でひと月三五〇ドルであった。個人的に大きな節約になるほかに、エネルギー効率を高めることで、電力システムにとって全体的にプラスになることもすぐにわかる。電力会社が、現金の割り戻しのような形で奨励しているエネルギー効率改善策は、既存の住宅にも適用できる。

ウィスコンシン州ミドルタウンのMSBエネルギー・アソーシエイツのジェフリー・クランダルは、エネルギー効率の専門家であり、電力会社と利用者の両方に、「いかにしたらエネルギーを最終使用の時点でより賢く」使うかを助言する仕事をしている。クランダルはこう言う。「私たちは次のように問いかける。『この新しい電線は本当に必要なのだろうか？』。規制機関がこの問題に関心をもつと、電力会社も関心をもつことがわかった。エネルギー節約のためのロビー活動をしている強力な環境団体が存在するカリフォルニアのような地域では、電力会社は良好なDSMを実践している」。

クランダルは例をあげる。

「私たちは、利用者が建物のなかでどのようにエネルギーが使われているかを点検するのを手助けする。そうすれば、私たちは彼らのニーズを減らし、電力会社が電力供給を増やさなくてもよいようにできる。たとえば、私たちの顧客であり、ミッドウエストのある大企業の電力利用者は、エネルギー消費の大きな金属溶解炉を導入しようとしていた。溶解炉に電力を供給するためには、電力会社は送電線を取り替えなければならないところだった。しかし、電力会社は、その会社に割り戻し金を与えて、別の種類の溶解炉を採用させた。これは新設計の炉であるので、送電線を取り替える必要がなく、人々を心配させる電磁場、高調波、過渡電流の増加を避けることができた」

家庭でも同じような効果を上げることができると、クランダルは説明する。

「家庭でエネルギーを節約する方法は少なくとも三〇〇か四〇〇通りの方法がある。私たちは客に尋ねる。『新しい送電線を不要なものにするため、あなたができるオプションはありますか？』。たとえば、ある利用者は、新しい効率のよい照明システムを取り入れ、一〇〇ワット電球のようなエネルギー使用量の大きな古い照明と取り替えることができる。エネルギー効率の高い暖房がある。あるいは、住宅全体を冷房するかわりに、樹木を植えたり、白い屋根にしたり、屋根に家から熱を出す排気ファンをつけたりする。今日ではさまざまな高能率のモーターが市場に出ている」

消費者はエネルギー効率の高い商品を求めるようになれば、メーカーもそうした商品をつくろうとする。

住居部門だけでもＤＳＭ（需要サイドの管理）を改善すれば、エネルギー費用を大幅に節約することができ、同時に送電線からの電磁場曝露を少なくすることができる。なぜなら効率を良くすれば、電線に流れる電流を少なくする効果があるからである。アメリカ下院の科学・宇宙・技術委員会の調査監督小委員会のスタッフ理事キース・ロフリンは、何もライフスタイルを全面的に変える必要はないという。「あなたはいままでと同じようにやっていればよい」とローリンは説明する。「何も犠牲にしなくてもよい。何もあきらめなくともよい。ただエネルギーをいままでよりも効率的に使うだけである。エネルギー効率の高い新技術はたくさんあるので、電力会社はこうした商品に客が投資しようという気持ちにさせるべきである」。

エネルギー効率をあげるという最新流行にのっている電力会社は、カリフォルニア州のパシフィック・ガス・アンド・エレクトリック（PG&E）社である。公益事業委員会に提出した最近の報告で、PG&E社は、今後一〇年間に増大する電力需要を満たすために、さらに三三億ワットが必要であるが、そのうちの二五億ワット（需要の四分の三強）は、需要側の効率を上げることによって補えるという。この方法によって、新しい、または大型の発電機や送電線を建設する必要はなくなり、PG&E社の利用客にとっても大金を節約することができる。というのは、電力会社が新設備にかける費用は自動的に電力料金に転嫁されるからである。

九〇年代においては、電力会社がエネルギー節約のオプションを積極的に追求しないで、送電線を増設するための口実は通用しない。しかしながら、電力会社が送電線を新設する動機は、利用者のエネルギーのニーズを満たすことにはほとんど関係がないようで、むしろ金もうけのほうに大いに関係がある。

一九九一年に開かれた電磁場と高圧線に関する公聴会は、ミシガン州の送電線計画に関するものであったが、科学・宇宙・技術委員会の調査監督小委員会の委員長をつとめるハワード・ウォルプ下院議員（民主、ミシガン）は次のように証言した。

「正直にいえば、私はこの調査を二つの偏見をもって始めました。第一に、人々の健康への危険性の可能性があるとしても、そのリスクを避けるために妥当な努力がとられているはずであると信じていました。第二に、私はその時間で理解していたかぎりで、コンシューマーズ・パワー・カンパニー（CMS）がとっている立場にかなりの共感をもって、この調査を始めたのです。電力の生産と送電は、健康と環境への危険性を伴っています。こうしたリスクは、電力会社が、料金支払い者に電力を低コストで供給するという責任にてらしてバランスをとるべきでしょう……。私は高圧線の建設にそれほど疑問ももたずに支持する気持ちでしたが、たったひとつ立証すべき重要なポイントがありました。私は、送電線の建設と社会的リスクは避けられないものだという立証をもとめました。私は、消費者の電力需要を満たすための危険の少ないコスト効果的な手段はすべて考慮されたと確信したかったのです……。私は、送電線が最初の選択ではなく、最終的な手段であることの確証を望んだのです……。そこで私は小委員会のスタッフに送電線が実際に必要であるかどうかを調べさせました。

……私はこの公聴会を開くにあたり、率直にいって、この件についてのコンシューマーズ・パワー・カンパニーの動機に関する、小委員会のスタッフの調査の暫定的な結論に、私はいささか当惑しているといわざるを得ません。率直に言います……。小委員会のスタッフが集めた証拠を見ると、私の考えでは、この時点での挙証責任はコンシューマーズ社側にあり、このプロジェクトにともなうリスクが消費者に対する電力供給のニーズとバランスがとれていることを納得がゆくように立証する責任が同社にはあるのです……。私の心の中には、コンシューマーズ・パワー・カンパニーの本当の目的について疑問があります。会社の目的はほんとうに、ミシガンの電力利用者に電力を確実に供給することなのでしょうか？　それとも持ち株会社やCMS、規制を受けないCMSの子会社の収益性を高めることなのでしょうか?」

ウォルプのスタッフが明らかにしたところによると、問題の送電線は、ミシガン州の電力利用者のニーズに答えるために建設されたのでなく、コンシューマーズ社が原発を建設したが結局稼働できなかったために、残った多額の赤字を埋め合わせるため、外部の地域に電力を売り、送電するためであった。

電磁場問題を、電力会社や規制機関に訴えることのほかに、地方や州の公衆衛生機関に接触して、自分や家族を守るために電磁場の安全基準を望んでいるということを伝えるべきである。全国レベルでは、ウォルプのように、ひと握りほどの政策決定者がすでに、その要求を支持している。ミシガン州の公聴会を終えるにあたって、ウォルプはすぐれた公衆衛生の立場を示した。

「送電線の必要性を立証できれば、リスクがどのようなものか判明した段階で、ある種のリスクを最終的には受け入れざるを得ないでしょう……。しかし、現実には、そうした施設の必要性がなく、公益に役立つことが立証されないのなら、健康を問題にする必要さえもありません。現実に、正当な公益に役立つわけではないのなら、人々に危害を加えるようなことは、市民の信頼を明らかに裏切るものだと私は言いたい」

この本の初めですでに述べたように、電磁場の危険性についての人々の声が大きくなればなるほど、政策決定者が行動を起こす可能性は大きくなる。現在のところ、アメリカのどこにも電磁場の安全基準で十分なものはないし、配電線についての基準をもっている州はまったくない。規制機関や議員に、最新の研究で報告されている制限値を上回るような送電線の電磁場に、自宅でも、学校でも、職場でも、曝露したくないことを知らせること。しかし、結果が出るまで継続しなければならない。基準を設定するプロセスはきわめて遅々たるプロセスであることが知れ渡っているからである。

同じことは科学にもいえる。この問題では、その場しのぎの応急措置を学界にもとめてはいけない。しかし、当分は学会のコンセンサスが得られないにしても、電磁場曝露の危険性をより深く理解するために、電磁場の影響についての研究が切実に必要であることが立証されている。とくに、乳がんと電磁場との研究が必要である。電磁場に曝露して、がんにかかった動物の研究が必要である。さらに既知の発がんのメカニズムに電磁場が及ぼす影響についての研究も必要である。カリフォルニアの生物物理学者ノーマン・N・ゴールドスタインは、アメリカで唯一の生物電子物理学のコースを教えているが、疫学的調査の現場に立ち返る研究が必要であり、どのような周波数と波長が現場の調査報告の原因となっているのかを調べることが必要だと言っている。この分野の他の学者も同じくらい興味深い研究計画をもっている。

しかし、電磁場の研究資金という大きな問題に取り組まないかぎりは、何も起こりはしない。最近いくらかの改善が見られ、いくつかの重要研究に資金が当てられた。たとえば、女性の乳がんについてのスティーブンスの研究、動物実験を中心とする一〇〇〇万ドルの国立毒物学プログラム（ＮＴＰ）の電磁場研究、小児白血病と電磁場について国立がん研究所（ＮＣＩ）が行なう大規模な四カ年研究計画などである。しかし、電磁場の影響に関する研究を国家の最優先事項とするなら、もっと多額の資金が利用できなければならない。国はいま、がん治療に三〇〇億ドルを使っているのだから、がんを少なくすることにつながるテーマにもっと資金をつぎ込むべきである。

さらに研究資金はきれいな金でなければならない。研究分野から既得権益団体を排除し、連邦の研究資金を増加しなければならない。過去においては、電磁場研究に資金を提供したのはもっぱら電力産業であった。そして、キース・ラウフリンがいうように、「この産業はある種の信頼性に欠けている」。これには他の人も同感だ。デイビッド・O・カーペンターは次のように警告する。「私たちは研究が、その結果に対し何ら金銭的な利害をもたない個人によって資金が出ていることを確認する必要がある」。

ロバート・ベッカー博士は、電磁場調査の連邦資金を増やすことを長年主張しており、次のように語る。

「理想的には何をすべきでしょうか。議会の特別割当てが、少なくとも今後五年間に年間一〇〇〇万ドルずつ必要です。さらに、NIH（国立衛生研究所）の中に完全に新しい研究所を設立しなければなりません。これまでずっと電力会社や軍部のために証言してきたような人々に、国の補助金を得ている機関を運営させるわけにはいきません。最高の科学的権威のある全米科学アカデミーでさえも、評判を落としたことがありました。そして、最も重要なことは、情報を定期的に国民に明らかにするということです。情報を隠すことがあってはなりません。何らかの確実な報告の手段、たとえば、年刊のレビューのようなものを契約刊行する必要があります。私たちはこれを公開しなければなりません。結局のところ、これは税金です、政府の金ではなく、使うのは国民の金です」

同じように、送電線の電磁場を少なくする方法、過大な電磁場を曝露することなく電力を送る方法、家電の電磁場を少なくする方法についても研究と開発をつづけるべきである。私たちはまた、こうした方法を送電線に適用しようとしない電力会社側の抵抗を打ち負かす方法を見つけるべきである。政府は家電の電磁場を少なくすることを義務づけるべきである。エンパイヤ・ステート電力調査会社のプログラム・マネージャーであるハーバート・M・カウフマンの言葉によれば、「今後、電力システムにつなぐ部品を製造する人々は、電磁場をあまり出さない部品をつくらなければならないことは確実である」。

これはとてつもない過大な要求だろうか。あなたや私のような人間の社会で、かつてこのような複雑な環境問題を変革することができただろうか、と疑問をもつなら、たぶん興味を引きそうな東欧諸国の人々のグループの話がある。一九九一年の初めに、サンフランシスコのあるディナーパーティで、ある女性がルーマニアにいる高校時代のペンパルから受けとったばかりの手紙を大きな声で読みあげた。ルーマニアの友人は、彼女が参加したばかりの人民の反乱について書いてきた。人民の反乱の最後の数日は、全員が街頭に出て、「ノー」と叫び始めた。街頭は武器をもたず、手をとりあって、「ノー、ノー、ノー」と叫ぶ人々であふれかえり、彼らのまわりを戦車や機関銃をもった兵士が取り巻いた。しかし、人々は自分の身については気にかけなかった。彼らはただ独裁政治を倒したかったのだ。男たちは兵士に胸をむき出しにして、まるで「撃ちたかったら撃ってみろ。しかし、私たちは自由を勝ち取るまでは屈しないぞ」と言っているようであった。彼らが恐怖政権を倒すことができるなら、私たちも政策決定者に環境による健康への危害から、私たちを守れと説得できる。そうさせるものは信念である。

資料　電磁場にかかわる主要な調査

電磁波が健康にもたらす有害な影響に対するめざましい一連の研究結果が、一五年以上にわたって、スウェーデンやロシア、ニュージーランド、イギリス、アメリカ合衆国といったさまざまな国で発表されている。信頼できる研究者らが、組織や細胞、生体全体への電磁場曝露の影響について、一貫して、問題ありとする知見を発表してきた。電磁波の調査には、次の三種類がある。疫学調査——一つの個体群もしくはグループ内に起こる病気のパターンを調べる統計的な調査。動物実験——生体での実験調査。細胞実験——組織や細胞を用いた試験管内の実験。

疫学調査研究

電磁波の危険性を警告した初期の調査は、疫学調査だった。現在まで、何十もの疫学調査が行なわれてきており、さらにいくつもの調査がいまも進行中である。これらの疫学調査は、調査する対象の個体群によって分類される。住居での電磁場曝露と小児がん、住居での電磁場曝露と成人がん、職業上の電磁的環境とがん。

子どもを対象とする研究

がんになった子どもへの疫学調査の多くは、一貫して、住居での電磁場曝露と三つのタイプの共通する小児がん、つまり白血病、中枢神経組織がん（脳腫瘍）、リンパ腫との関連を見いだしてきている。

●ワルトハイマーとリーパーは、がんで死亡したデンバーの子ども三四四人を調査した。この調査では、電磁場の強さを測る代わりに電流配置コード（ワルトハイマー分類法）を使用した（後の調査はすべて、電流配置コードは曝露の程度を測定するのに有用だと発表されている）。電線に関連する最大の磁場は、四ミリガウスから三五ミリガウスにわたった。ワルトハイマーは、二〜二・六ミリガウスの磁場に曝露した子どもは白血病や中枢神経組織がん（脳腫瘍）、リンパ腫で死ぬ確率がおよそ二・五倍高いことを発見した。がんになった子どもは、対照群（コントロール）よりも、二〜三倍の割合で高電流の送電線の近くに住んでいる。最も危険度が高かったのは、生存中いつも屋内で過ごし、最も強い電磁場に曝露していた子どもたちだった。（N・ワルトハイマー、E・リーパー「配電線の配置と小児がん」『アメリカ疫学ジャーナル』一〇九巻、一九七九年、二七三〜二八四頁）

●ワルトハイマーとリーパーはまた、デンバーで成人のがんを調査し、複数の種類のがんと送電線の近くに住んでいることのあいだに、重要な関連を発見した。この関連には白血病は含まれていない。（N・ワルトハイマー、E・リーパー「住居近くの電線に関連する成人がん」『国際疫学ジャーナル』一一巻、一九八二年、三四五〜三五五頁）

●トメニウスは、スウェーデンで、がんになった子どもを調査した。電磁場曝露を確かめるためには、高圧（六〇〇〇〜二〇万ボルト）送電線と高電流の配線施設（送電線、変電所、地下鉄、電車）を扱った。彼はまた、子どもたちの住居の玄関における磁場を測定した。この調査で、三ミリガウス以上の電磁場が測定された家に住む子どもは、曝露量がもっと低い子どもに比べ、がんで死ぬ確率が約二倍高いことが分かった。（L・トメニウス「五〇ヘルツの電磁場環境とストックホルム郡における小児がんの発生率」『バイオエレクトロマグネティクス』七巻、一九八六年、一九一〜二〇七頁）

●サビッツは、ニューヨーク送電線研究プロジェクトの一環として、ワルトハイマーの研究の追調査を行ない、彼女の調査とは別の、がんになったデンバーの子ども二五二人を調査した。二二二人を対照群にした。サヴィッツはできる限りの交絡因子を調べ、家電製品からの磁場を含むそれらには調査結果に影響したものはないと分かった。彼は、住居内で電気の使用量が多いときと少ないときの両方で、電磁場を測定し、がんの発生率は、家電製品の使用ではなく、家の外にある送電線が周辺に引き起こす電磁場のみに関係すると発表した。この研究で、電流配置コードと実際の磁場の測定値には相互関係があることを明確にした。すなわち、大電流カテゴリー（HCC）に位置する家の電磁場の平均値は二～三ミリガウスだった。サビッツは、ワルトハイマーの発表と同じく、同種の特定のがん（身体の特定個所で起こるがん）になる危険性が二倍あることを、また、ほかのすべてのがんでも高電流の配電線の近くに住む子どもは、がんになる確率が二倍あることを発見した。最も強い電流の家に住む子どもは、対照群よりも危険度が五倍あった。著者はまた、電流配置コードにもとづく電磁波の曝露量とがんとのあいだに、統計的に、重要な関連があると報告した。サビッツは、アメリカにおける小児がんの二〇パーセントが電磁場曝露によるものだと思う、と繰り返し述べた。（D・A・サビッツほか「小児がんと六〇ヘルツの磁場への曝露との症例対照ケース・コントロール調査」『アメリカ疫学ジャーナル』一二六巻、一九八八年、一〇～二〇頁）

●サビッツは、母親が妊娠中に電気毛布を使っていた子どもたちは、対照群に比べ、脳腫瘍の増加率が三〇〇％だと報告した。（D・A・サビッツ「電気製品からの磁場曝露と小児がん」『アメリカ疫学ジャーナル』一三一巻、一九九〇年、七六三～七七三頁）

●ピーターズは、カリフォルニア州公益事業委員会と州衛生局に電磁場を調査するよう指示するカリフォルニア議会法案二五一九に従い、NIHから助成を受けて南カリフォルニア大学で進行中の子どもの脳腫瘍の研究に、電磁場の項目を加えた。公益事業委員会から州議会に出された報告は、「（ピーターズの研究が）もし確実なものなら、おそらく信頼のおけるものだと見られ、深い相互関係があるとされるだろう」とした。この調査は、ワルトハイマーやサビッツの調査結果を確かなものにした。つまり、住居で二～三ミリガウスの電磁場に曝露した子どもは、白血病になる危険性が、二・五倍高いのである。この研究ではまた、電流配置コードは、室内での測定よりも正確に危険性を測定するとわかった。ピーターズはまた、子どもが白黒テレビを見たり、ヘアドライヤーを使うことで、病気になる危険性が二倍になることも発見した。地球の磁場と六〇ヘルツの交流磁場とが重なるとき、三ミリガウス以上の電磁場に曝露した子どもは、がんになる危険性が六倍になる。（J・ピーターズ「小児白血病と電気機器での曝露」『アメリカ疫学ジャーナル』一九九一年一一月号、二二五〜二三〇頁）

●ピーターズとボウマンは、南カリフォルニア大学での六〇ヘルツのデータを、地球の直流磁場の測定値に結びつけると、極めて高い危険性を見いだした。いくつかのケースでは、強い交流磁場に曝露したグループは、小児白血病になる危険性は予想の六〜九倍で、交流磁場のみに関連する増加率二〜二・五倍を上まわった。（J・D・ボウマン「家庭内曝露による小児白血病の危険性と、静磁場、変動磁場の影響」エネルギー省主催の会議へ提出した抄録、一九九一年一一月）

●アールボムとフェイヒティングは、高圧送電線の磁場へ曝露すると、がんの危険性が増加すると発表した。家族が住むところが送電線に近ければ近いほど、家の中の電磁場が強ければ強いほど、危険性は高くなる。（『エンバイロメンタル・ニュース・ボード』一九九二年一〇月号）

●リンは、中華民国（台湾）の台北における小児がんによる死亡率を調査し、二ミリガウス以上の磁場に曝露した子どもは、ワルトハイマーの調査と同じ種類の腫瘍を引き起こす危険性が高いことを発見した。生まれてから死ぬまで同じ家に住んでいた子どもは、最も危険性が高かった。この調査では、図7のような倍増率が発表された。（R・S・リン「居住区域に関連する小児白血病」エネルギー省、五〇および六〇ヘルツの電磁波の生体効果の年次報告へ提出した書類、一九九一年一一月三日）

●スピッツおよびジョンソン、ウィルキンスは、別々の調査で、がん患者であり、父親が電気に関連する職業に就いている子どもを調べ、小児がんと親の職業の関連を発見した（このことは、強い電磁場曝露が遺伝子を破壊すると証明したわけでないが、示唆してはいる）。どちらの調査も、父親が強い電磁場に曝露した場合、神経芽腫や脳腫瘍になる危険性が高かったことを発見した。就業中に電磁場に曝露した父親の子どもは、腫瘍を起こす危険度が二・五倍だった。（M・スピッツ、C・ジョンソン「神経芽

図7　磁場測定値と小児白血病の関連図（1が標準）

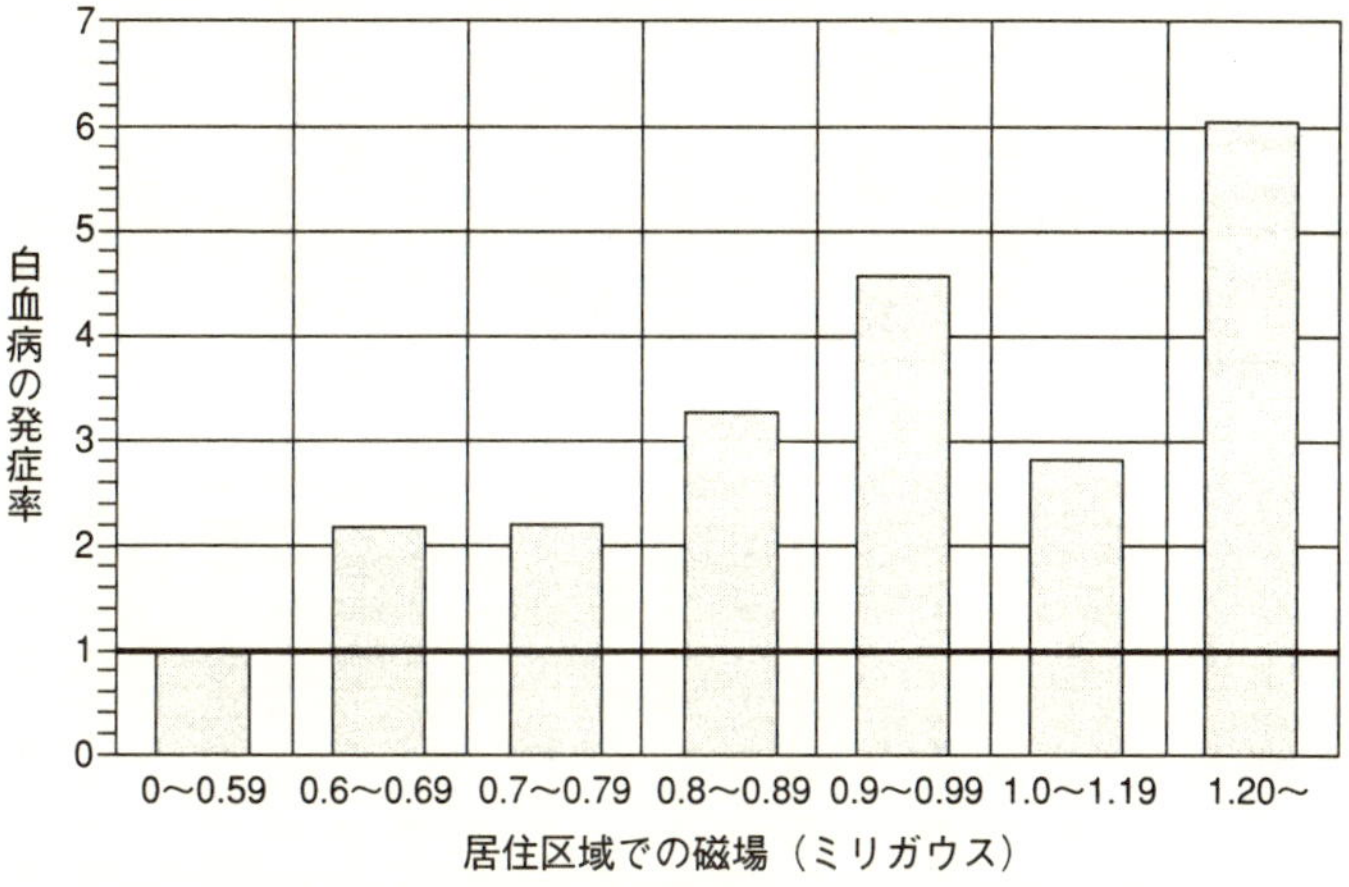

腫と親の職業」『アメリカ疫学ジャーナル』一二一巻、一九八五年、九二四～九二九頁。J・R・ウィルキンスほか「親の職業と子孫の脳腫瘍、症例対照調査にもとづいた死亡率」『アメリカ疫学ジャーナル』一四号、一九八八年、二九九～三一八頁）

就業中の電磁場

電気、電子産業の労働者——電気技術者、無線、電信のオペレーター、電話のオペレーター、電気工、電力会社や電話会社の架線工、テレビやラジオの修理業者、映写技師、路面電車や地下鉄の運転手、発電所の操作員、溶接工、フレーム切削工——の調査で、一般の対照群に比べ、がんの発生率やがんによる死亡率が高いことが発表されてきた。とくに、危険性が増加しているのは、白血病、リンパ腫、中枢神経組織がん（脳腫瘍）、そして、皮膚のメラノーマである。

●ミルハムは、電気関係の労働者に白血病による死者が増加していることを発見した。電気工、発電所のオペレーター、アルミニウム産業の労働者（アルミニウムの製造過程では、とても強い磁場が生まれる）は、危険性が高いことを発見した。（S・ミルハム

「電場、磁場に被曝した労働者における白血病の死亡率」『ニューイングランド・ジャーナル・オブ・メディスン』三〇七巻、一九八二年、二四九頁）

●ボウマンは、ミルハムが調べた職場の電磁場を測定し、ほかの職場や住居より電磁場が高いと発表した。（J・D・ボウマンほか「白血病罹患率の高い職業における極低周波被曝」『応用工業衛生学』三号、六巻、一九八八年、一八九〜一九三頁）

●ライトは、就業中電磁場に曝露したロサンゼルスの労働者に白血病になる危険度が増加しているのを発見した。電力会社と電話の架線工は、急性骨髄性白血病の危険度がきわめて高いとわかった。（ライトほか「電場と磁場に曝露した労働者の白血病」『ランセット』一一六〇巻、一九八二年、六一一頁）

●マクドウェルは、イングランドの電気技術者や電子技術者、電報のオペレーター、電気工に、白血病になる危険度が増えていると報告した。（「イングランド、ウェールズの電気関係の労働者の白血病による死亡率」『ランセット』一巻、一九八三年、一二五六頁）

●ハウとリンドセイは、カナダのさまざまな職業におけるがんの発生率を調査した。二人は、強い電磁場に曝露している交通および通信関係の労働者に、一二種類の異なったがんになる危険性が高いことを発見した。これらの労働者は、白血病や悪性腫瘍で死ぬ危険性が最も高い。最も強い電磁場に曝露しているのは、架線工や修理業者であり、白血病や胃がん、腸がんになる場合が多い。電気機器の製造業の労働者は、リンパ腫や白血病で死ぬ危険性が最も高い。（G・R・ハウ、J・P・リンドセイ「男性におけるがんの死亡率」『JNCI』七〇巻、一九八三年、三七〜四四頁）

●リンは、就業中の電磁場曝露と、メリーランドの成人における原発性脳腫瘍（体のほかの部分から転移したのではなく、脳に端を発する腫瘍）の死亡率とのあいだに関連があると発表した。仕事の種類を確かめて、電磁場の曝露のレベルでそれぞれのケースを分類すると、電気工や電子技術者、技能工らは、最も危険性が高い。最も強く曝露した人は、がんによる死亡率が最も高く、また、最も強い電磁場に曝露した労働者は若いうちに死んでいる。最も強い電磁場に曝露した労働者は、腫瘍を起こす確率が二倍だった。（R・リンほか「就業中の電磁場曝露と脳

腫瘍の発生率」『職業医学ジャーナル』二七巻、一九八五年、一四一三～一四一四頁）

●サビッツとコールは、労働者の白血病による死亡率を調査し、無線および電報のオペレーターと強電技術者は、きわめて死亡率が高いことを発見した。死亡率の増大はまた、架線工や溶接工、切削工、強電技術者、電子技術者でも報告された。著者らはまた、白血病の調査一一件を綿密に調べ、電気機器の組立工やアルミニウム工業の労働者（日常的に一〇〇ミリガウスの磁場に曝露している）、電報・無線・レーダーのオペレーターに、病気になる危険性が高いことを発見した。（D・A・サビッツ、E・E・コール「白血病と就業中の電磁場曝露、疫学調査の再検討」『職業医学ジャーナル』二九巻、一号、一九八七年一月）

●コールマンとベレルは、同様の再検討を行ない、電気関係の労働者は、白血病になる危険性が一八％高いと報告した。（M・コールマン、V・ベレル「発電所、変電所の労働者もしくは近隣住民における健康への影響の疫学調査の再検討」『国際疫学ジャーナル』一七巻、一九八八年、一～一三頁）

●ギルマンは、坑内で頭上に引かれている電気配線からの電磁場に曝露している、アメリカの炭鉱労働者に白血病による死亡率が高いことを発見した。（P・A・ギルマン「アメリカの白人男性炭坑夫における白血病の危険度」『職業医学ジャーナル』二七巻、九号、一九八五年、六六九～六七一頁）

●ピアスは、ニュージーランドで強い電磁場に曝露する職業に就いている男性に白血病が多発していることを発見した。ラジオやテレビの修理業者や電気工が、最も危険度が高いとわかった。（N・E・ピアス「ニュージーランドの電気関係の労働者における白血病」『ランセット』一巻、一九八五年四月、八一一～八一二頁）

●フローディンは、スウェーデンの電気技術者、溶接工、コンピュータや電話の修理工といった電気関係の労働者に、白血病の危険度が増大していることを発見した。（U・フローディン「急性骨髄性白血病に関連するバックグラウンド放射線、電気関係の労働、そのほかの被曝」『環境衛生紀要』四一巻、二号、一九八六年、七七～八四頁）

●スターンは、スウェーデンの電気関係の労働者に急性骨髄性白血病が多発していることを発見した。（F・B・スターン「海軍造船所における白血病の症例対照調査」『アメリカ疫学ジャーナル』一二三巻、六号、一九八六年、九八〇～九九二頁）

●リンは、台湾の電力産業の従業員を調査し、肝臓がんと脳腫瘍、白血病による死亡率が増加していると発表した。（R・リンほか「就業中の電磁場曝露と脳腫瘍の発生率」『職業医学ジャーナル』二七巻、六号、一九八五年、四一三～四一九頁）

●トーマスは、電気関係の労働者の脳腫瘍および中枢神経組織がんによる死亡と、一般の人々のそれとを比較し、電気、電子機器の製造や設置、修理の分野の労働者は（それらのがんで死ぬ）危険性が高いと発表した。著者らはまた、脳腫瘍の発生率と、強い電磁場に曝露しながら働いていた期間とのあいだの関係を発見した。無線周波と極低周波の両方に曝露した労働者は、脳腫瘍になる危険性が二倍である。（T・L・トーマス「電気、電子関連の職業の男性における脳腫瘍による死亡率」『JNCI』七九巻、二号、一九八七年、二三三～二三八頁）

●スピアーズは、交通、通信関係の労働者に脳腫瘍になる危険度が増加していると発表した。電力施設（変電所）の労働者は、発生率が一三倍である。曝露量によって職病を分類すると、曝露量が多いほど危険性が高いという、際立った傾向があった。（M・A・スピアーズほか「就業中の曝露と脳腫瘍による死亡率」『アメリカ工業医学ジャーナル』一三巻、一九八八年、六二九～六三八頁）

●リンセットは、送電線で働く労働者は、慢性リンパ白血病になる危険性がきわめて高いことを発見した。（M・S・リンセット「スウェーデンにおける白血病と職業」『アメリカ工業医学ジャーナル』一四巻、一九八八年、三一九～三三〇頁）

●マタノフスキーは、電磁場に曝露したニューヨークの電話会社の従業員五万人の調査を進行中であるが、すべてのがんになる危険性が増加していることを発見した。なかでも白血病になる危険度は七倍あるとわかった。マタノフスキーは、最も強い電磁場に曝露している労働者（保線工）は、脳腫瘍になる危険度が二倍あるということも発見した。著者はまた、男性に胸部がんがきわめて増加していることも発表した（ワシントン州シアトルにアルフレッド・

ハッチンソンがん研究所のポール・デマーのものを含む、ほか二つの調査もまた、電磁場曝露に関連する男性胸部がんの危険性の増加を発表している)。マタノフスキーはまた、線量―効果率を報告した。最も強い電磁場に曝露したグループは、最も高い危険性を示した。(G・マタノフスキー、電磁場の生体効果に関するDOEとの契約再調査報告、一九八九年一一月、オレゴン州ポートランド。G・マタノフスキーほか「電話会社の従業員の白血病」『コントラクターズ・レビュー』エネルギー省/電力研究所、一九八八年)

●サビッツとルーミスは、一六の州における職業が原因である死亡率データを調査し、電気に関連する労働者のすべては脳腫瘍になる危険性がきわめて高いことを発見した。最も危険性が高かったのは、電子技術者と電力修理工・据付工だった。著者らは、電気工と、電気・電子技術者は、白血病による死亡率がきわめて高いことを発見した。男性一〇〇〇人の死亡率を綿密に調べ、電気関連労働者は、ほかの職業に就いている男性よりも、悪性の脳腫瘍で死ぬ者が五〇%多いことを発見した。(D・P・ルーミス、D・A・サビッツ「電気関連労働者における脳腫瘍と白血病による死亡率」『アメリカ疫学ジャーナル』一三〇巻、一九八九年、八一四頁)

●レイフは、ニュージーランドで何種類かの職業に就いている人の脳腫瘍を調査し、電気技術者と電気工は(脳腫瘍になる)危険性が高いと発表した。(J・S・レイフほか「職業に関係して脳腫瘍になる危険性」『職業医学ジャーナル』三一巻、一〇号、一九八九年、八六三~八六七頁)

●マック、プレストン＝マーチン、ピーターズは、就業中に電磁場に曝露している男性は原発性脳腫瘍(星状細胞腫)になる危険性がきわめて高いことを発見した。最も危険性が高かったのは、電気工と電気技術者である。脳腫瘍になる危険性が、勤続期間と関係あるとすると、強い電磁場に曝露する職業で一〇年間働いた後には、確かに上昇傾向が見られた(初期の南カリフォルニア大学が行なった調査もまた、電気関係の職業に就いている男性は、白血病になる危険性がきわめて高いと発表した)。著者は次のように述べる。「われわれの調査結果で、電磁場曝露を含むと推定される仕事を行なうと、脳腫瘍になる危険性が高いことのあいだに、明確な関連があることが確認された。対象から詳細で総合的な職歴を直接調べたおかげで、われわれの調査結果の正確さは、大きな信頼を得ることができた。また、この調査では、慢性骨髄性白血病になる危険性の高さと、溶接工として働くことに相互関係があることも発見された。(C・マックほか「就業中の電磁場曝露に関係して星状細胞腫になる危険性」『バイオエレクトロマグネティクス』一二巻、一号、一九九一年、五七〜六六頁)

●ガーランドは、アメリカ海軍で電気工として働く兵士は白血病になる危険性がきわめて高いことを発見した。『アメリカ疫学ジャーナル』での発表の中で、著者らは、この調査結果は「電磁場曝露と白血病になる危険度の高さとのあいだの関連を指摘している文献と比べて考慮されるべきである」と記している。(ガーランドほか「アメリカ海軍の職員における潜在的に電磁場に曝露している仕事での白血病の発生率」『アメリカ疫学ジャーナル』一三三巻、一〇号、一九九一年、二九三頁)

●スターンは、アメリカ海軍の原子力船造船所で働く労働者の白血病による死亡率を調査した。この調査では、電離放射線被曝や病気になりうる傾向は見つからなかったが、電気工や電気溶接工に白血病による死亡率がきわめて高いことが発表された。(F・B・スターンほか「海軍原子力造船所における症例対照研究」『アメリカ疫学ジャーナル』一二三巻、六号、一九八六年、九八〇〜九九二頁)

●何十年ものあいだ、ソ連の研究者らは、就業中の電磁場曝露が健康へおよぼす大きな影響について発表してきたのだが、ごく最近まで、彼らの調査は、アメリカではほとんど無視されてきた。電気関連の職業に就いている男性、とりわけ操車場の労働者を対象とした一連の調査では、ソ連の研究者らは、血圧の変化、慢性的なストレス、免疫不全、白血病や赤血球の数量の変化、代謝の活性化、甲状腺への刺激、慢性疲労、頭痛を発見してきた。

●ジュウティライネンは、フィンランドの電気関係の労働者を調査し、白血病になる危険性が最も高かったのは、架線夫とケーブルの接続係だと発表した。(J・ジュウティライネンほか「フィンランドの電気関係の労働者における疫学的がん調査の結果」

『生物電磁気学ジャーナル』七巻、一号、一九八八年、一一九〜一二二頁）

●ノーデンソンは、スウェーデンの四〇〇ボルトの変電所で働く労働者を調査した。そこでは、労働者は定期的に、短時間だがきわめて強い磁場に曝露していたり、放電を起こすサージの切り替えをしているのだが、彼らは、リンパ球の染色体が破損している割合が多いことがわかった。（I・ノーデンソンほか「電力周波数の電場のヒトのリンパ球への影響」『放射線と環境生物物理学』二三巻、一九八四年、一九一〜二〇一頁）

●スズミギールスキ、バジェロ、トーンクビストは、電磁場に曝露する仕事をしている人は皮膚がんで死亡する確率がきわめて高いことを発見した。野外に出て太陽の下で働くことのない男性にさえも同じ傾向が見られた。（スズミギールスキほか「弱いマイクロ波と無線周波の被曝の免疫・がんへの影響」『現代の電気』マリノ編、ニューヨーク、マルセル・デッカー社、一九八七年。D・バジェロほか「電信電話産業の労働者におけるがんの罹患率」『イギリス工業医学ジャーナル』四二巻、一九八五年、一九一〜一九八頁。S・トーンクビストほか「電力産業におけるがん」『イギリス工業医学ジャーナル』四三巻、一九八六年、二一二〜二一三頁）

出産への影響

●カリフォルニア州オークランドにあるカイザー・パーマネント・ホスピタルのゴールドハーバーは、大規模な調査を行なって、コンピュータからの電磁場に曝露していた女性を調べた。一週間に二〇時間以上VDT機器を使っている女性は、（そうでない女性に比べて）流産が二倍あり、子どもに先天障害が多いことを発見した。（ゴールドハーバー『アメリカ工業医学ジャーナル』二五巻、一九八八年、一五〇〜一五五頁）ヘイタネンが行なった大規模な調査で、VDTによる電磁波と流産とのあいだに、ある線量―効果関係が分かった。（M・ヘイタネン『VDTニュース』三／四月号、一九九二年、一頁）

●デルガードとリールは、ニワトリの受精卵にVDTからのものとほぼ同じ磁場を照射し、胎児に重い奇形が生じたと発表した（ニワトリを使った調査は、一九八六年に世界中の六カ所の研究所で行なわれた。六カ所の研究所のうち五カ所は、極低周波磁場に曝露したニワトリには同様の発生障害があると発表した)。(J・N・デルガード、J・リールほか「微弱な極低周波電磁波による胎児の奇形」『解剖学ジャーナル』一三四巻、一九八二年、五三三～五五一頁)

●ポウルソンは、VDTの周波数の電磁場に曝露したマウスに、胎児の先天障害が生じたと発表した。(B・ポウルソン「ビジュアル・ディスプレイ・ユニットで行なう労働」国際労働局、ジュネーブ、一九八九年)

●ワルトハイマーとリーパーは、妊婦が電気毛布やウォーターベッドを使うと、胎児の成長影響があり、流産の発生率が高いことを発見した。研究者らは、最も危険なのは、電気毛布をよく使う冬であると発表した。(N・ワルトハイマー、E・リーパー「電気毛布とウォーターベッドによる胎児の成長への影響の可能性」『バイオエレクトロマグネティクス』七巻、一九八六年、一三～二二頁)

●ノルドストロームは、高電圧の変電所の労働者を父親にもつ胎児に成長の異常が見られることを発見した。(ノルドストロームほか「高電圧の変電所における出産障害」『バイオエレクトロマグネティクス』四巻、一九八三年、九一～一〇一頁)

無線周波とマイクロ波の調査

非電離放射線は二つのカテゴリーに分けられる。無線周波(RF)放射線――この種の放射線のなかで最も高い周波数であるマイクロ波を含む――および超低周波(ELF)放射線である。六〇ヘルツの送電線からの電磁場は、電磁波の周波数域の端に位置する極低周波という領域で発生する。何年ものあいだ、いくつもの重要な調査が行なわれ、無線周波やマイクロ波放射線に被曝した人々のがん発生率が調べられてきた。(無線送信機からの)無線周波被曝と(レーダーや画像送信機からの)マイクロ波被曝は両方とも、われわれの社会であまりに蔓延しているので、無線周波やマイクロ波の重要な調査のいくつかをここに収録しておく。

●ミルハムは、アマチュア無線愛好家に白血病による死亡率が高いことを発見した。同様に、リンパ腫やホジキン病(悪性リンパ腫)などほかの種類のがんの発生率もきわめて高いことがわかった。（S・ミルハム「見えないカギ、アマチュア無線愛好家における白血病による死亡率」『ランセット』一九八五年四月六日、八一二頁）

●スズミギールスキは、高い無線周波（RF、マイクロ波）と極低周波電磁波（送電線の周波数）に被曝したポーランド軍の士官におけるがんの死亡率を調査し、死亡率が電磁波に被曝していない者の六倍高いことを発見した。別の調査で、スズミギールスキは、慢性的なマイクロ波被曝と、高血圧や頭痛、記憶喪失、脳の障害とを関連づけた。（S・スズミギールスキほか「微弱なマイクロ波および無線周波電磁波への被曝による免疫系への影響とがんに関連する影響」マリノ編『現代の電気』ニューヨーク、マルセル・デッカー社、一九八七年）

●ヘンダーソンとアンダーソンは、ハワイ州衛生局が取りまとめる大規模な症例対照調査で、ホノルルの、放送塔のある（もしくはない）人口調査区域それぞれで住民の電磁波被曝を調べた。この調査で、放送塔のある区域九つのうち八つで、男性住民にがんの発生率がきわめて高いことが発見され、女性にもいくらか同じ傾向が見られた（放送塔はマイクロ波放射線を発信する）。（A・ヘンダーソンほか「リポート、住民のがん発生率における放送塔の影響」環境疫学プログラム、ハワイ州衛生局、一九八六年）

●レスターとムーアは、ウィッチトーのがんの発生率を調査し、二つの空港からのレーダーの信号電波に被曝した近隣住民には、がんの発生率が高いと発表した。最も発生率が高いのは、両方からの信号電波に被曝した地域だと分かった。著者らはアメリカ中のがんによる死亡率の統計を調査すると、空軍基地のある郡――そこはレーダーの信号電波に被曝している――では、ガンによる死亡率がきわめて高いことを発見した。（J・R・レスター、D・F・ムーア「ウィッチトーにおける空港のレーダーとがん発生率」『生物電磁気学ジャーナル』一巻、一号、一九八四年）

生体（実験）動物による調査

動物を電磁場に曝露させ、その結果を調べるという生体調査が多く行なわれている。生きている動物による調査で、さまざまな種類の非電離放射線（超低周波、無線周波、マイクロ波）が次のようなことに関係していることがわかった。

・細胞の成長と細胞の重要な機能の変化
・腫瘍の成長の加速
・重要なホルモンの産生の変化など、中枢神経系への影響
・異常出産――先天性欠損症や流産の割合の増加
・血中の化学成分の変化
・行動障害

〈腫瘍の形成〉

●マクリーンとスタッチリーは、既知の腫瘍プロモーター（TPA）をマウスに与えて、六〇ヘルツの電磁波を照射した。彼らは、腫瘍の成長がきわめて増加したと発表したが、その後の実験では、同じ効果を再現できなかった。（スタッチリー、『マイクロウエーブ・ニュース』一九九一年九／一〇月号、三頁での発表）

●バラビロリは、電磁場に曝露した後のラットの肝臓に、がんを形成する活動の増加が見られたと発表した。

●ラングは、ラットを電磁場に曝露させて、がんのプロモーター（促進因子）を投与し、乳房に腫瘍が増加したと発表した。（F・C・ラングほか「六〇ヘルツの電場に曝露したラットのストレスの証拠」米国エネルギー省『コントラクターズ・レビュー』一九八八年）

●パロラは、電磁場曝露はニワトリの胎児の線維芽細胞に変化を起こすと発表した。（A・H・パロラほか「変動磁場が原因となる細胞の変化」『生物物理学ジャーナル』五三巻、一九八八年、W－POS26）

●スズミギールスキは、既知の腫瘍プロモーターを投与したマウスをマイクロ波に被曝させると、腫瘍の増加を引き起こすことを発表した。（S・スズミギールスキほか「マイクロ波放射線に被曝したマウスにおける皮膚がんの急激な進行」『生物電磁気学ジャーナル』三巻、一九八七年、一七九～一九一頁）

●ワシントン大学で行なうラットの長期調査の援助を受けて、ガイは、何世代ものラットをマイクロ波に被曝させた。その周波数は、現在のマイクロ波の基準で許されている、ヒトへの最高被曝レベルを再現

したものである。ほかの調査結果も含め、彼らは、副腎骨髄腫瘍の誘発や、悪性のホルモンの著しい増加、腫瘍や肉腫の増加を発表した。（A・ガイほか「ラットにおける長期的で微弱な無線周波放射線被曝の影響」九巻、ワシントン大学、USAFSAM-TR-85、一九八五年八月）

〈出産障害〉

●マリノとベッカーは、一九七六年初めに、六〇ヘルツの電場に曝露させた何世代ものマウス、ラットの先天異常と発育障害、幼児期の死亡率の増加について発表していた。（A・A・マリノ、R・O・ベッカー「何世代ものマウスに生物学的変化をおよぼす電力周波数の電場」『エクスペリエンチア』三三巻、一九八〇年、三〇九年、三〇九～三一一ページ）

●ワシントン州リッチモンドにあるバッテル・パシフィック・ノースウエスト研究所のリチャード・フィリップスは、ミニブタやラット、マウスを使った三世代調査を連続して行なって、マリノの実験を再評価した。フィリップスは、とりわけ何世代にわたって曝露したミニブタやラット、マウスは対照群（コントロール）に比べ、先天障害の発生率が二倍あると発表した。（R・D・フィリップス「ミニブタにおける電場の生体効果」環境における物理学分野のアメリカ／ソ連の科学交流、第四回ワークショップの議事録、国立環境衛生科学研究所、一九八三年六月二一～二四日）

●マーチンは、ニワトリをパルス状の極低周波電磁場に曝露させると、成長中の胎児の障害がきわめて増加すると発表した。（A・H・マーチン「磁場および時間の経過が及ぼす成長への影響」『生物電磁気学ジャーナル』九巻、一九八八年、三九三～三九六頁）

〈中枢神経系への影響〉

多くの動物実験により、中枢神経系への影響が発表されてきた。なかには、中枢神経系の基本的な神経伝達物質の産生に変化を与える影響もある。これらは、学習や運動、感情など、重要な細胞の働きを調節するために、脳から細胞へ、メッセージを伝えるホルモンである。

●ハンソンは、ウサギを野外で変電所の磁場に曝露させ、また別の実験では実験室で曝露させた。彼は、野外で曝露させたウサギの脳内では、重い構造的な障害が生じたことを発見した。彼はまた、室内で曝露させた動物にも同様の変化があったと発表した。（H・A・ハンソン「電場によって引き起こされるプルキニェ神経細胞の変化」『メディカル・バイオロジー』五九巻、一九八一年、一〇三～一一〇頁）

●アルバートは、実験室でラットを電磁場に曝露させてハンソンの実験を繰り返し、脳細胞に同様の変化があったと発表した。（E・N・アルバート「六〇ヘルツの電場に曝露させた後のラットの小脳および海馬の電子顕微鏡による観察」生物電磁気学会の第六回年次会議の抄録、一九八四年、D4‐6、52）

●二〇年近く前にカリフォルニア大学ロサンゼルス校の脳研究所で始められ、カリフォルニア州ロマリンダのペティスVA病院に引き継がれた一連の重要な研究で、アーディは、動物や細胞の超低周波（送電線の周波数）電磁場曝露による生体効果を調査してきた。ラットやネコを超低周波でパルス状の周波数の電磁場に曝露させる実験により、アーディとブラウンは、曝露させた動物の脳細胞の急激な変化、脳波の変化、実験のためにトレーニングした動作の低下、それと同様にそのほか動作全体の低下を発見した。（W・F・アーディほか「わずかに振幅変調したマイクロ波によるカルシウム流失への影響」『生物電磁気学ジャーナル』二巻、一九八二年、二九五～三〇七頁）

●マリノとベッカーは、七〇年代を通じて行なった一連の実験で、ラットやマウスを電磁場に曝露させ、電磁波が生物学的なストレス製造器の役割をすると発表した。（A・A・マリノ、R・O・ベッカー「三世代のマウスへの超低周波電場による継続的な曝露の影響」『エクスペリエンシア』三二巻、一九七六年、五〇五～五〇七頁）

●タカシマは、ラットを電磁場に局所的に曝露させ、その後の脳波記録に変化が見られたと発表した。（S・タカシマほか「哺乳類の脳波記録上における変調した無線周波エネルギーの影響」『放射線と環境生物物理学』一六巻、一九七九年、一五～二七頁）

●サルジンガーは、六〇ヘルツの電磁場に曝露したラットの学習能力と動作に、永続的な変化があったと発表した。

●同じような行動への影響はヒトでも発表されている。ペンサコラ海軍研究所で行なった研究で、ギブソンは、ヒトを六〇ヘルツと四五ヘルツの電磁場に曝露させると、短期的な記憶が減ぜられると発表した。（R・S・ギブソン、W・F・マロニー「ヒトの行動への極低周波磁場の影響、予備的研究」NAMPL一一九五、AD〇〇五八九八、一九七四年）。ストールリーとグラハムはそれぞれ、ヒトを五〇ヘルツと六〇ヘルツの電磁場に曝露させると、行動に変化が生じると発表した。（B・T・ストールリー「五〇ヘルツの電流に曝露したヒト」L・E・アンダーソンほか『静止および極低周波電磁場の生物学的組織への相互作用』CONF‐八四一〇四一、四四五〜四五四頁、国立技術情報サービス・スプリングフィールド、一九八七年。C・グラハムほか「ヒトの行動、生理、人格への六〇ヘルツの電磁波の影響の二重盲検式評価」L・E・アンダーソンほか、前掲書、四七一〜四八五頁）

●シーガルは、サルを六〇ヘルツの電場と磁場に曝露させ、神経情報伝達化学物質の産生に変化があったことを発見した。（R・F・シーガル「霊長類への六〇ヘルツの電場および磁場の慢性的な曝露」『バイオエレクトロマグネティクス』一〇巻、一九八九年、二八九〜三〇〇頁）

●オセンコップは、六〇ヘルツの電磁場に曝露させたマウスは夜間のモルヒネの鎮痛効果が減少したと発表した。この結果は、昼間には生じないので、研究者らは、松果体に関係があるのではと仮説を立てた。彼らはまた、電磁場の強さと結果とのあいだに明らかな線量─効果関係があると発表した。（K・P・オセンシップほか「磁気障害後のマウスにおける夜間のモルヒネの鎮痛効果の減少」『神経科学レターズNeuroscience』四〇巻、一九八三年、三二一〜三二五頁）

●ジャフィーは、ラットを一〇ボルト六〇ヘルツの電磁場に曝露させると、脳のニューロン内の興奮性──細胞レベルでの電気的な刺激に反応する能力──が増加したと発表した。（L・F・ジャフィー、M・プー「神経突起は静止した電磁場の中では陽極ではなく陰極に向かう」『実験動物学ジャーナル』二〇九巻、一九七九年、一一五〜一二八頁）

●フィリップスは、六〇ヘルツの電磁場に曝露したラットにメラトニンの抑制が見られると発表した。メラトニンは、松果体がつくる重要なホルモンである。(R・D・フィリップス、W・T・カウネほか「小型実験動物への強度の電場の生体効果」エネルギー省、RL〇一八三〇／T、一九八七年)

●ウェルカーは、周囲が六〇ヘルツ・レベル以内の電磁場にあるとき、夜間の小さな静磁場の動き、あるいは障害が、ラットにおけるメラトニンの産生をきわめて減少させるということを発表した。(H・A・ウェルカーほか「ラットの松果体への人工磁場の影響」『脳研究実験』五〇巻、一九八三年、四二六～四三二頁)

●ウィルソンは、ラットを電磁場に曝露させると神経情報伝達物質であるメラトニンとセロトニンがきわめて減少すると発表した。別の調査で、ウィルソンは、電気毛布を使って寝たヒトはメラトニンの産生が減少することを発見した。(B・W・ウィルソンほか「ラットの松果体の機能への六〇ヘルツ電場の慢性的な曝露の影響」『バイオエレクトロマグネティクス』二巻、一九八一年、三七一～三八〇頁)

●バスケスは、六〇ヘルツの電磁場に曝露させたニワトリの雛とラットの脳内に、神経情報伝達物質の変化が見られたと発表した。(B・J・バスケズ、L・E・アンダーソン、C・I・ロウリー、W・R・アーディ「六〇ヘルツの電場に曝露したラットの脳内の生体アミンの昼間のパターン」『バイオエレクトロマグネティクス』九巻、一九八八年、二二九～二三六頁)

●ウォルポーは、霊長類を電磁場に曝露させ、二種類の重要な神経情報伝達物質が著しく減少したことを発見した。そのうち一種類は、曝露後二一日間、減少したままだった。(J・R・ウォルポーほか「霊長類の中枢神経系機能への六〇ヘルツの電場および磁場がおよぼす慢性的な影響」ニューヨーク送電線研究プロジェクト最終報告、アルバーニー、ニューヨーク、一九八七年)

〈細胞分裂への影響〉

●バーノシー、マツルコバ、ディシュロボイは、それぞれ別々に、DNAを合成する細胞の能力に変化が見られたと発表した。DNAは、遺伝情報を伝達する役割を持つタンパク質である。これらの研究ではまた、電磁場に曝露したマウスに、そのほかの重要な細胞の機能の変化が見られたと発表された。（M・F・バーノシーほか「磁場によるマウスの臓器の異常」『ネイチャー』二二二巻、一九六九年、二七〇～二七一頁。V・M・マツルコバほか「マウスの一二指腸被覆細胞の奇形に対する強い磁場の影響」『ソ連邦科学アカデミー生物学抄録』五巻、三号、一九七八年、三七一～三七四頁。V・D・ディシュロボイほか「培養したヒト線維芽細胞の成長パターンと有糸分裂活動への電磁場の影響」『細胞遺伝学』一五巻、三号、一九八一年、六～九頁）

●ヤオは、マイクロ波に被曝したチャイニーズ・ハムスターの角膜細胞に染色体異常が見られたと発表した。（K・T・S・ヤオ「チャイニーズ・ハムスターの角膜被覆細胞に染色体異常を引き起こすマイクロ波放射線」『遺伝学ジャーナル』六九巻、一九七八年、四〇九～四一二頁）

●ノーデンソンは、四〇万ボルトの操車場の労働者から採取したリンパ球に染色体異常と、生体外（試験管内）で極低周波電磁場に曝露したヒトのリンパ球の細胞に染色体異常がきわめて増えていることを発見した（研究者は、染色体異常は切り替え装置の放電によるスパイクによって起こるに違いないと思った）。（S・ノーデンソン、K・H・マイルド「四〇万ボルト変電所における染色体異常」『生物電磁気学会第七回年次会議』一九八五年、一八頁）

●ノルドストロームは、スウェーデンの電気関係の労働者五四二人を調査し、変電所の労働者のグループに染色体の破損が見られると発表した。（S・ノルドストロームほか「高圧変電所の労働者における生殖機能への被害」『バイオエレクトロマグネティクス』四巻、一九八三年、九一～一〇一頁）

〈血液への影響〉

●フライは、ラットをマイクロ波に被曝させると血液脳関門に変化が起きることを発見した（血液脳関門は、脳細胞に毒物が入るのを防ぐ中枢神経系の機能である）。（A・H・フライほか「神経機能と行動」『ニューヨーク科学アカデミー紀要』二四七巻、一九七五年、四三三～四三八頁）

●ベイシャーは、低周波に曝露すると、ヒトの血中のトリグリセリドが増加することを発見した。（D・

E・ベイシャーほか「ヒトの超低周波磁場曝露変化」アメリカ海軍リポート、NO・NAMRL‐一一八〇、ペンサコラ、フロリダ、海軍航空宇宙医療研究所、一九七三年)

●プラウスニッツとサスカインドは、マウスを空軍のレーダー発信機からの無線周波放射線に被曝させ、マウスの三分の一は白血球のがん(白血病)が進行したと発表した。(S・プラウニッツ、C・サスカインド「マウスへの慢性的なマイクロ波照射の影響」『IRE、生物医学電気についての速記録』九巻、一九六二年、一〇四〜一〇八頁)

〈試験管内(生体外)実験〉

疫学調査は、動物やヒトの細胞の生命維持機能に電磁場が影響をおよぼすことを示した。その結果に刺激されて、実験科学者らは、発がん性など既知の細胞機能を研究し始めている。現在、アメリカの研究者約三〇〇人が、非電離放射線の生体効果を発見しようと試みている。非電離放射線とは、六〇ヘルツの電力設備が放出する超低周波放射線や無線周波、マイクロ波といった電磁波である。この調査により、極低周波電磁場を調査する疫学者の間で、統計上がんが増えていることが説明された。一九八〇年代の中頃、試験管内(生体外)での電磁場曝露の影響を説明する文献が、次々と注目されながら出始めた。これらの実験で、科学者らは、臓器や細胞、細胞の膜組織、中枢神経組織、免疫機能、ホルモンの生産を調節するさまざまな腺へおよぼす電磁場の影響に着目してきた。

中枢神経系

電磁場の生体効果を見つけるためには、必然的に、中枢神経系を調べる必要がある。なぜならその機能は、電気化学反応にコントロールされるからである。電気化学反応とは、電荷と神経情報伝達物質である化学物質(脳から細胞へメッセージを運ぶホルモン)との反応である。

ホルモンは、甲状腺や脳下垂体など体内のさまざまな内分泌腺がつくり出す。特定のホルモンが、成長や発生、血液の生成、免疫機能、ストレス反応とまとめて呼ばれている一連の反応など、主な細胞の機能を調整する。重要な中枢神経系ホルモンには以下のものがある。

・セロトニン――心臓や血管の機能を含む筋肉をコントロールする。
・メラトニン――サーカディアン・リズム（生物時計とよく呼ばれる生物学的活動の二四時間サイクル）や抑鬱、痛み、免疫機能を調整する。メラトニンはまた、がんの抑制にも重要な役割を果たす。
・副甲状腺ホルモン――細胞の成長や増殖をコントロールする。

以下にあげる調査で、電磁場が神経伝達物質の生産や活動に影響をおよぼすことが発表されてきた。

●ルーベンは、さまざまな周波数のパルス状の磁場に曝露したマウスの骨の細胞では、副甲状腺ホルモンの細胞反応が減少したと発表した。彼はまた、血漿の膜細胞の機能に変化が生じたと発表した。（R・A・ルーベンほか「電磁波刺激の影響、微弱な超低周波による副甲状腺ホルモンの反応の抑制」『国立科学アカデミー議事録』七九巻、一九八二年、四一八〇～四一八四頁）

●スティーブンスは、電磁場曝露によってメラトニンの生産が抑制されたと発表した。夜に被曝したとき、サーカディアン・リズムに変化が生じた結果である。彼は、電気の力が胸部がんを増加させるかもしれないと仮説を立てた。胸部がんはメラトニンによって抑えられているとされているからである。（R・G・スティーブンス「電力使用と胸部がん、仮説」『アメリカ疫学ジャーナル』一二五巻、一九八七年、五五六～五六一頁）

中枢神経系で重要な機能をもつほかの化学物質への電磁場曝露の影響もまた、調査されている。化学物質には以下のようなものがある。

・カルシウム――脳がコントロールする細胞機能の多くを調整するのに、欠くことのできない物質。その機能には、神経伝達物質の放出や有糸分裂（細胞分裂）が含まれる。
・プロテイン・キナーゼ――細胞分裂やそのほかの細胞機能の調整にかかわる酵素。
・ODC（オルチニン・デカルボキシラーゼ）――細胞の成長に不可欠な化学物質の合成に重要。
・トランスフェリン――細胞の成長に重要。腫瘍を抑制するはたらきを持つ。

●アーディとバーウィンは、電磁場に曝露したヒヨコの脳で、カルシウムの流出という変化が見られることを発見した。彼らはまた、ほかの実験で、ヒトのリンパ球の細胞にプロテイン・キナーゼの減少が、ハムスターの培養細胞やヒトの黒色腫細胞にODCの産生の増加が見られたと発表した。彼らはまた、曝露後にはカルシウムの流出――カルシウムが細胞の内部から流れ出す――が増加したと発表した。（S・M・バーウィン、W・R・アーディ「弱い電場環境における脳組織内のカルシウムの刺激反応」『細胞生物学』七三巻、一九七六年、一九九九～二〇〇三頁）

●ブラックマンは、ヒヨコを送電線と同じ電磁場に曝露する小部屋に入れ、生体のまま曝露させると、脳で、窓効果と呼ばれる、特定の周波数でのカルシウムの流出増加がみられたと発表した。彼はまた、それは変動磁場が地球の静磁場と反応して起こると発表した。（C・F・ブラックマン「試験管内で脳細胞からのカルシウム・イオン流出を引き起こす磁場放射線の機能」『バイオエレクトロマグネティクス』六巻、一九八二年、三七二～三三二頁）

●デゥッタは、ヒトの神経組織の腫瘍細胞を電磁場に曝露させ、カルシウムの流出（細胞からカルシウムが流れ出ること）が著しく増加したことを発見した。（S・K・デュッタほか「培養中のヒト神経芽細胞からのカルシウムイオンの流出を引き起こす放射線」『バイオエレクトロマグネティクス』五巻、一九八四年、七一～七八頁）

●ビュウズは、六〇ヘルツの電磁場に曝露させたヒトのリンパ球細胞に、一時的にODCの活性が増加したと発表した。（C・V・ビュウズほか「ODC酵素に関係する成長へ微弱な六〇ヘルツの電磁場がおよぼす影響」『発がん』八巻、一九八七年、一三八五～一三八八年）

●カインは、六〇ヘルツの電磁場に曝露した通常のヒトの神経芽細胞では、ODC活性が倍になったと発表した。（C・カイン、R・ジョーンズ、R・アーディ「培養細胞を電磁場に曝露させるためのエイガル―ブリッジ・システム」生物電磁気学会の抄録、一九八七年、六〇頁）

●アーホルトは、タンパク質合成の比率は、多くの場合、磁場の曝露に左右されることを発見した。（E・アーホルトほか「ラコペロン・システムに影響する磁場」『物理医学生物学』二七巻、四号、一

九八二年、六〇六～六一〇頁）

●フィリップスとウィンタースは、電磁場に曝露した細胞で、トランスフェリン・レセプターが増加したと発表した。（J・L・フィリップス、W・D・ウィンタース「二つのヒト結腸がん細胞系に結合するトランスフェリン」『がん研究』四六巻、一九八六年、二三九～二四四頁）

〈細胞の成長と分裂〉

有糸分裂もしくは細胞分裂とは、われわれの体の成長や修復の通常過程で、新しい細胞がつくられるという生物学的なメカニズムである。有糸分裂はまた、腫瘍を引き起こす悪性の細胞の成長に関係している。

現在、ガンの形成に電磁場曝露が果たす役割に着目している生体動物実験は、二、三の調査があるだけであり、これまで発表されたのはわずか一つだけである。何年ものあいだ、実験科学者らは、この空白を埋めようとして、がんや腫瘍形成の既知のメカニズムに電磁場がどのように影響するかに光をあて、細胞機能の調査に着目してきた（生体動物による調査での腫瘍促進の項目も参照）。

●カインは、腫瘍細胞にがんのプロモーター（促進因子）として知られているTPAを注入し、次にそれらを電磁場に曝露させた。曝露した細胞は、注入したが曝露してない細胞よりも、大きく成長したと発表した。（C・カイン、W・J・トーマス、W・R・アーディ「神経芽細胞への六〇ヘルツの磁場の影響」生物電磁学会の抄録、一九九〇年、一九頁）

これらの研究者のほとんどは、低周波の電磁場が遺伝子や染色体自体に変化をもたらすかどうか解きあかそうとしている。とりわけ、電磁場曝露によって染色体の破壊や異常が起こる証拠を探している。（X線などの）電離放射線ががんを引き起こすのを発見したように、である。今日までのところ、いくつかの例外をのぞいて、ほとんどどの調査でも、超低周波に曝露した細胞内での染色体の破壊は発見されていない。

●アダムは、ハムスターの培養細胞を磁場に曝露させた後、染色体の破壊が見られたと発表した。

●エベルレとメイは、チャイニーズ・ハムスターの骨髄細胞を静磁場に曝露させ、娘細胞との染色分体交換が増加したと発表した。染色体破壊の科学的実験として認められた。（P・エベルレ、C・メイ「磁

場に曝露した後の娘細胞染色分体交換の割合」『突然変異研究ワークショップ』一九八二年、一七頁）
●マスツリブコバは、電磁場に曝露したマウスの細胞に娘細胞染色分体交換が見られたと発表した。（V・マスツリブコバほか「マウスの一二指腸の被覆細胞の増殖への強い静磁場の影響」『生物学抄録、ソ連科学アカデミー』五巻、三号、一九七八年、三七一〜三七四頁）
●エル・ナハスは、マウスの細胞に変化が見られたと発表した。（エル・ナハス「五〇ヘルツの電場に曝露したマウスの体細胞で小核変化」『環境分子変異』一三巻、一九八九年、一〇七〜一一一頁）
●ツオネバは、生体の状態で電磁場に曝露したヒトのリンパ球に染色体異常が見られたと発表した。（M・G・ツオネバほか「染色体の生成と細胞分裂への磁場の影響」『ソビエト遺伝学』一一巻、一九八五年、三九八〜四〇一頁）
●いくつかの植物の調査で、超低周波に曝露させた後には、染色体異常が見られることが発表された。（A・P・デゥブロブほか「静電場の遺伝的影響」『DOKL生物科学』一七八巻、一九六八年、二九〜三〇頁。H・K・ゴスワーミ「磁気による染色体の形態の変化」『細胞学』四二巻、一九七七年、六三九〜六四四頁。R・ヘリック「有糸分裂と染色体構造への磁場の影響」『FRN大学COM植物生理学』一一巻、一九七六年、一〜五頁）
そのほかの調査で、通常のDNAやRNAの活動に有糸分裂や干渉反応の著しい変化が見られたと発表された（DNAとRNAは、細胞分裂にかかわる核酸分子である）。
●グッドマンとヘンダーソンは、パルス状の磁場に曝露した羽虫の唾液腺で、RNA転写とタンパク質合成に変化があったことを発見した。コロンビアやハンター・カレッジで継続中の一連の細胞実験で、研究者らは、電磁場に曝露した細胞ではRNA転写が強化し、RNA合成が増加したと発表した。彼らはまた、電磁場曝露は遺伝子を刺激し、カルシウム産生を変化させることを発見している。（R・グッドマン、A・ヘンダーソン「パルス状電磁場は細胞の転写を引き起こす」『サイエンス』二二〇巻、一九八三年、一二八三〜一二八五頁。R・グッドマン、A・ヘンダーソン「磁場曝露後の行列ウジバエのX

染色体の転写パターン」『バイオエレクトロマグネティクス』八巻、一九八七年、一～七頁)

●チャンは、マウスの白血病細胞を静磁場とパルスしているマイクロ波に被曝させ、DNA合成が抑制されたと発表した。(B・K・チャンほか「L一二一〇白血球細胞へのマイクロ波放射によるDNA合成の抑制」『がん研究』四〇巻、一九八〇年、一〇〇二～一〇〇五頁)

●ディシュロブディは、ヒトの胚細胞を五〇ヘルツの電磁場に曝露させると細胞分裂の割合が著しく減少することを発見した。(V・D・ディシュロブディほか「ヒトの神経芽の培養細胞の成長パターンと有糸分裂の活動への産業用周波数電磁場の影響」『細胞遺伝学』一五巻、三号、一九八一年、六～九頁)

●リボフは、電磁場に曝露させたヒトの神経芽細胞とマウスの白血病細胞で、DNA合成が増加したことを発見した。(A・P・リボフほか「変動磁場、DNA合成への影響」『サイエンス』二二三巻、一九八四年、八一八～八二〇頁)

●スミスは、パルス状の電磁波がマウスの腫瘍の成長に影響を与えうると発表した。その影響を左右するのは、被曝した時間と被曝した広さ、動物の性別だという。(S・スミス「マウスの腫瘍の成長へのパルス状の電磁波の影響」『生物電磁気学ジャーナル』四巻、一号、一九八五年)

●フィリップスとウィンタースは、ヒトの大腸がん細胞と脳腫瘍を六〇ヘルツの電磁場に曝露させるという一連の実験を指揮してきて、がん細胞がきわめて増加したと発表した。彼はまた、免疫機能の攻撃に対し、がん細胞の抵抗力が強くなったことを発見した。(J・L・フィリップス、W・D・ウィンタース「二つのヒト大腸がん細胞系に結合するトランスフェリン、その特性と六〇ヘルツ電磁場の影響」『がん研究』四六巻、一九八六年、二二三九～二二四四頁)

●フィリップスとウィンタースは、六〇ヘルツの電磁場曝露はがん細胞の増殖を増加させ、細胞のトランスフェリン・レセプターを増加させ、腫瘍関連抗原の産生を増加させると発表した(抗原とは免疫反応を引きおこす能力をもつタンパク質のこと。つまり、抗原の増加は腫瘍の成長の目安になる)。彼らはまた、ヒトの大腸がん細胞は、六〇ヘルツの磁場に二四時間曝露した後、DNAを合成する比率がきわめて増加することを発見した。別の調査で、ウィンタースは、電力周波数の六〇ヘルツ電磁場がヒトのがん細胞の悪性成長を促進することを発表した。一週間にわたり、がん細胞が六倍の速さで繁殖したのである。(J・L・フィリップス、W・D・ウィンタース「試験管内電磁場曝露、腫瘍細胞の特質の変化」『国際放射線生物学ジャーナル』四九巻、一九八六年、四六三〜四六九頁)

免疫機能

免疫機能自体へ電磁波が直接およぼす影響を調べる調査もまた、行なわれてきた。対象となったリンパ球は免疫機能のキラー細胞である。キラー細胞は、疾病の病原体や体に侵入した化学物質、がんの成長から体を防御する。ヒトは正常な免疫機能のおかげで、ほかの疾病に対するのと同様、ガンに対する免疫があるのだと述べておくことは重要である。ヒトのリンパ球は、腫瘍細胞が再生するのを止めたり、腫瘍細胞を殺したりする力を持っている。いくつかの調査で、免疫抑制(リンパ球が機能するのを妨げること)へ電磁場曝露がおよぼす影響が発表されてきた。

●ライルは、六〇ヘルツの電磁場に曝露した後のマウスで、がん細胞を攻撃するTリンパ球の力が減少したと発表した。電磁場が強ければ強いほど、リンパ球の細胞障害性(腫瘍と戦う力)が抑制された。(B・B・ライルほか「六〇ヘルツの正弦曲線状の電場の曝露後におけるTリンパ球の細胞障害性の抑制」『バイオエレクトロマグネティクス』九巻、一九八六年、三〇三〜三〇七頁)

●ストドロルニク=バランスカは、ヒトのリンパ球をパルス状のマイクロ波に被曝させると、たくさんの異常が見られたと発表した。異常は、被曝時間と密接に結びつくという(「パルス状」とは、電磁波が定期的にすばやくオンとオフを繰り返すこと。無線周波やマイクロ波放射線は、しばしばパルス状となる。電力周波はパルスしない)。(W・ストドロルニク=バランスカほか「ヒトのリンパ球の培養細胞へのマイクロ波の影響」国際シンポジウムの議事録、ワルシャワ、一九七三年、一八九〜一九五頁)

●バルカー=クブチェクとハリソンは、マイクロ波への被曝は、マウスの胚細胞にがんを誘導したり、また、ほかの既知の発がん物質によるダメージをコントロールする免疫機能を妨害することを発見した。（E・K・バルカー＝クプチェク、G・H・ハリソン「試験管内でのマイクロ波による発がんの証拠」『発がん』六巻、一九八九年、八五九〜八六四頁）

資料　家電製品の磁場測定値

単位・ミリガウス			
家電製品	1インチ（約2.54cm）	1フィート（約30.48cm）	（マジック・ナンバー）3フィート（約91.44cm）
洗濯乾燥機	4.8～110	1.5～29	0.1～1
洗濯機	2.3～3	0.8～3.0	0.2～0.48
コーヒーメーカー	6～29	0.9～1.2	<0.1
トースター	10～60	0.6～7.0	<0.1～0.11
電気鍋	8～23	0.8～1.3	<0.1
アイロン	12～45	1.2～3.1	0.1～0.2
缶オープナー	1300～4000	31～280	0.5～7.0
ミキサー	58～1400	5～100	0.15～2.0
料理用ブレンダー	50～220	5.2～17	0.3～1.1
掃除機	230～1300	20～180	1.2～18
携帯用ヒーター	11～280	1.5～40	0.1～2.5
扇風機	3～120	2.5～37	<0.1～3.1
ヘアー・ドライヤー	3～1400	<0.1～70	<0.1～2.8
電気シェーバー	14～1600	0.8～90	<0.1～3.3
テレビ	4.8～100	0.4～20	<0.1～1.5
室内蛍光灯	40～123	2～32	<0.1～2.8
デスク用蛍光灯	100～200	6～20	0.2～2.1
携帯用電動糸ノコ	200～2100	9～210	0.2～10
ドリル	350～500	22～31	0.8～2.0

出典）ゴーガー・Jr・ハウスホールドによる家電製品の磁場測定（IEEE会報より、1985年9月）

資料　職業上の電磁場曝露による危険性

	全がん	皮膚黒色腫	脳腫瘍	白血病	急性骨髄性白血病
ウィクランド　1981年					
電話オペレーター	NR	NR	NR	1.03(12)	NR
バジェロ　1983年					
電気産業	1.15*(1855)	1.35*(59)	<1.0	<1.0	<1.0
オリン　1985年					
電気技術者	0.5*(24)	3.2(3)	1.0(2)	0.9(2)	0
バジェロ　1985年					
電信電話産業	1.03(102)	2.5*(8)	1.0(5)	0	0
トーンクビスト　1986年					
鉄道保線員	1.10(236)	NR	1.5(13)	1.3(10)	NR
駅操作場作業員	1.00(463)	NR	1.0(17)	1.0(16)	NR
マクローリン　1987年					
電気工	NR	NR	0.8(42)	NR	NR
送電線架線工	NR	NR	1.0(13)	NR	NR
電信電話工	NR	NR	1.1(13)	NR	NR
ミルハム　1988年					
アマチュア無線者	0.89*(741)	NR	1.39(29)	1.24(36)	1.76*(15)
グベラン　1989年					
電気工	1.14(52)	0.91(1)+	1.54(2)	1.43(2)	0
ド・ギール　1988年					
電信電話産業	NR	2.7*(10)	NR	NR	NR
リン　1989年					
電信電話産業	101(129)	NR	2.4(5)	NR	NR

	全がん	皮膚 黒色腫	脳腫瘍	白血病	急性 骨髄性 白血病
マタノフスキー　1989年					
全電話産業雇用者	0.81*(391)	NR	1.0(13)	0.77(12)	0.85(7)
全電話保線工	0.83*(265)	NR	0.7(6)	0.88(9)	0.74(4)
電話交換手	1.81*(40)	NR	1.79(2)	7.00*(3)	2.31(1)
コイフマン　1989年					
電気事業作業者	1.60*(347)	0.82(1)	1.44(8)	0.89(4)	NR
ガーランド　1990年					
海軍青年・電機関連作業者	NR	NR	NR	2.4*(7)	NR
・電気工	NR	NR	NR	1.1*(5)	NR
・無線技師	NR	NR	NR	1.1*(4)	NR
ジュウティライネン　1990年					
電磁場曝露の確率の高い職場	NR	NR	1.31(13)	1.85*(10)	1.47(3)
時には電磁場曝露の起きる職場	NR	NR	1.29*(149)	1.42*(94)	1.37(34)
電気工（室内取り付け工）	NR	NR	0.75(10)	0.95(7)	0.74(2)
電話設置・修理工	NR	NR	2.37(9)	1.43(3)	1.23(1)
鉄道保線員・ケーブル接続作業員	NR	NR	0.91(2)	3.08(4)	2.08(1)
バジェロ　1990年					
電気産業	NR	0.98(63)	NR	NR	NR
電子産業	NR	1.18(16)	NR	NR	NR
電話オペレーター	NR	12.03*(2)	NR	NR	NR
電気技術者	NR	6.92(2)	NR	NR	NR

出典)「労働者に対する電磁放射線が及ぼす健康障害についての科学ワークショップ」より（米国・保健社会福祉省・国立労働安全衛生研究所）1990年。

+　全皮膚がん
*　統計的に有意
NR　報告なし

訳者あとがき

この間、私自身の周辺で起きた出来事から書き始めることにしよう。今年二月、あるテレビ局のニュース特集で「電磁波」を取り上げたいという依頼が入った。早朝から一日がかりで取材を行ない、放映を待ったが、上から待ったがかかり、結局、放映されないままボツになった。

三月には、私の電磁波の原稿が引き金で、突然ある雑誌が廃刊となった。雑誌名は『教育と施設』。編集長による廃刊の説明には、次のように述べられていた。少し長いが、大切な文章なのでお付き合いいただきたい。

「さて、廃刊の理由だが、最近の文部省は何だか変なのである。無理やり国旗・国歌を押しつけたり、博打の胴元をやったり……一七年も付き合ってきて、こんな事は未だかつて無かったように思う。本誌についても、先号あたりから企画段階でのチェックが厳しく、とうとう自分達で最初から企画書を書き直している。これは明らかに出版・編集権の侵害であるし、先号六七号では、特集「安全で健康的な学校」の論文の中、「学校コンピュータ室の電磁波問題」について、ジャーナリストの天笠啓祐氏が寄せられた記事内容に、いたずらに不安をかきたてると文部省のクレームがつき、当初は、無視するつもりでいたが、居丈高にあらゆる手段、ルートを通じて圧力を掛け続けた。ついには、複数で事務所にまで押し掛けてくる始末に、私も折れ掲載を見送った。しかし、このことは憲法で禁じている検閲による出版の差止めにあたり、明確な憲法違反であり、絶対に見逃せないことなのである。記事を掲載すれば雑誌は取りつぶすと散々脅されたので、ここに記事を掲載し、文部省に抗議して、自ら雑誌を廃刊する次第である」

この雑誌は、文部省監修・文部施設協会発行であるため、このような介入が起きたものと思われる。それにしても、電磁波がもたらす健康障害問題に触れただけで、テレビでは放映されず、雑誌は廃刊となるのであるから、とても「正常」ではない。

マスコミなどの各種媒体で伝えられなければ、「問題は起きていない」ことになってしまう。本書の著者が伝えたかったことも、同じと思われる。「知らせなければならない」その使命で書かれた本である。

本書は、エレン・シュガーマン著『警告――あなたを取り巻く電気が健康障害をもたらすだろう』を訳したものである。この著者は、徹底した調査研究をベースに著述するジャーナリストで、医学の分野で隠された情報を発掘して明るみに出すことを得意分野としている。この著書も、隠されつづけてきた電磁場の影響について、克明に暴き出している。

日本では、「電磁波」という言葉が一般的によく使われる。しかし、送電線や家電製品などから出ている電磁波の場合、波長が数千メートルにも及び、至近距離で被曝しても、ほとんど波としての性質をもっておらず、電磁場という方が適している。本書では、高周波は電磁波といい、低周波は電磁場というように、使い分けている。

これまで健康障害に関しては、大きく分けて三つの領域で問題になってきた。ひとつは携帯電話などの高周波が引き起こしている脳腫瘍などの健康障害、もうひとつは高圧送電線や家庭用電気製品などから漏れ出る低周波の電磁波を慢性的に被曝していると、がんや白血病などになるという問題、そしてコンピュータのＶＤＴ（ブラウン管の画面）から出ている、多様な周波数の電磁波が引き起こしている健康障害、とくに異常妊娠・出産の多発である。

現在最も研究が進められているのが、送電線と小児がん・白血病の関係である。本書も送電線問題に多くのスペースを割いている。電磁波が有害であることを示した最初の研究が、一九七九年にワルトハイマー博士とリーパー博士が、コロラド州デンバー郊外で、送電線と子どものがんとの関連を調査したところ、強い電磁場に曝露している子どもは、さらされていない子どもに比べて、全がんで二・二五倍、脳腫瘍で二・四〇倍、白血病で二・九八倍も発生している、という結果が出た。これ以降、電磁波が健康に及ぼす影響について研究が本格的に始まった。

本書が刊行されてからの動きを、簡単に付け加えておきたい。その後、電磁場の健康影響評価で、大きなターニングポイントとなった研究が、九二年に発表されたスウェーデンの国立カロリンスカ研究所の報告である。一ミリガウス以下のところに住んでいる子どもに比べて、二ミリガウス以上のところに住んでいる子どもが白血病になる確率は二・七倍、三ミリガウス以上になると三・八倍という数値が示された。

その後、このスウェーデンのデータにフィンランド、デンマークのデータが加わり、「ノルディック報告」として発表された。一ミリガウス以下のところに住んでいる子どもに比べて、二ミリガウス以上のところに住んでいる子どもが白血病になる確率は二・一倍という数値だった。統計的に有意差ありという結論が出たのである。

その後、「有害ではない」という反論が、主に電力企業の関係する研究者によって出されるようになった。しかし、多くの調査・研究が子どもの白血病の増加を報告し、問題あり、という結論に達している。

日本でも、初めての本格的な疫学調査が、富山医科薬科大学によって行なわれ、九八年一月に発表された。それによると、一〇ミリガウス以上にさらされている子どもが白血病になる確率は、一ミリガウス以下の子どもに比べて、三・九一倍という数値が出た。

電磁場の影響は、ホルモンなどへの影響が大きいと考えられてきたが、最近では、遺伝子への影響を指摘する研究報告が出ている。米シアトル、ワシントン大学のライ、サイ両博士らの研究以外にも、米ロマリンダ大学メディカルセンター、スウェーデン大学、インド・メディカル研究所などから相次いで報告されている。注目されているのは、フリーラジカル発生を抑制するために起きる酸化作用と、DNA修復酵素の働きに影響する阻害作用である。

そのような状況を背景に、九二年から米国で、電磁波と健康障害に関する本格的な調査検討が始まった。これは米連邦議会が、「エネルギー政策法」の中で命じたプログラムで、「ラピッド計画」と略されている。六五〇〇万ドルの国家予算を用い、家電製品や送電線などの低周波の電磁波の影響調査が本格的に始まった。

この計画の指揮と管理を行なっているのが、国立環境衛生科学研究所とエネルギー省で、国立環境衛生科学研究所は、NIH（国立衛生研究所）の下部組織である。このラピッド計画での研究プロジェクトの一環として、NCI（国立がん研究所）で二つの研究が行なわれた。ひとつが送電線と小児白血病との関係の調査で、これはリネット論文として、日本でも大きく取り扱われた。朝日新聞が一面トップで、週刊文春が特集記事で取り上げたのはいいのだが、「電磁場とがんは無関係」という記事内容だった。

この論文の紹介記事としてはまったく不適切な取り上げられ方だった。というのは、論文の中で、四ミリガウス以上にさらされている子どもが白血病になる確率は、一ミリガウス以下の子どもに比べて、六・四一倍という数値が出ており、「影響があるようだ」という結論だったからである。マスコミは、「影響なし」という記事だと大きく取り上げる傾向があり、たとえ誤報でも大々的に取り上げるのである。

このラピット計画での中心的な位置にある国立環境衛生科学研究所が、電磁場ががんを引き起こす可能性ありという最終結論を出した。これは、これまでのさまざまな研究結果を踏まえて、研究者による投票によって行なわれた。電磁場と発がん性に関しては「可能性あり」が一九人（二八人中）、子どもの白血病に関しては、「証拠ありといえる」が二〇人（二六人中）、職業人の急性リンパ性白血病に関しては「証拠ありといえる」が一四人（二五人中）、大人の住民の発がん性に関しては「証拠不十分」が二四人（二五人中）である。

携帯電話を用いた際の影響に関する研究もWHO（世界保健機関）によって、九八年九月から始まった。それ以外にも、スウェーデン・ノルウェーの共同作業で、携帯電話と頭痛の関連調査が行なわれ、一日の使用時間が六〇分以上の人は、二分以下の人に比べて二・八三〜六・三六倍も多いことが分かった。ドイツのフライブルク大学のブラウネ博士らが行なった調査では、携帯電話での血圧上昇を確認している。

いまや電磁場とがんなどの健康障害との関係を疑う人はほとんどいなくなった。ただし欧米での話である。日本では未だに、情報鎖国状態がつづいていることは、お伝えした通りである。本書が、そのような状況を突破するための一助になれば、翻訳した価値があるといえる。

本書の翻訳は、四人で行なった。一〜三章、住谷由貴子、四章、天笠啓祐、五〜八章とエピローグ、浜谷喜美子、資料、粥川準二、そして全体の統一を粥川と天笠が行なった。また、友人の村上茂樹氏、緑風出版の高須次郎氏には、丁寧なチェックをいただいた。感謝したい。

（天笠啓祐）

[著者紹介]

エレン・シュガーマン(Ellen Sugarman)

ジャーナリスト。徹底した調査を基に、医学の領域での隠された情報を発掘することを得意としている。

[訳者紹介]

天笠啓祐(あまがさ けいすけ)

1947年東京生まれ、フリー・ジャーナリスト。主な著書に『原発はなぜこわいか』(高文研)、『電磁波はなぜ恐いか』(緑風出版)、『危険な暮らし』(晩聲社)、『遺伝子組み換え動物』(現代書館)、『くすりとつきあう常識・非常識』(日本評論社)ほか多数。

住谷由貴子(すみたに ゆきこ)

1964年、京都府生まれ。学習院大学英米文学科卒業。

浜谷喜美子(はまたに きみこ)

1943年石川県生まれ。神戸市立外国語大学卒。現在フリー翻訳。主な訳書にパーマー著『母乳の政治経済学』(技術と人間)、マンデラ著『闘いはわが人生』、ラーソン著『アメリカ銃社会の恐怖』(三一書房)、シヴァ著『緑の革命とその暴力』(日本経済評論社)他。

粥川準二(かゆかわ じゅんじ)

1969年愛知県生まれ。フリーライター。共著書に『遺伝子組み換え食品の争点』(緑風出版)、『別冊宝島 遺伝子・大疑問』(宝島社)、『石油文明の破綻と終焉』(現代書館)など。共訳書にエドワード・テナー著『逆襲するテクノロジー』(早川書房)など。

電磁場からどう身を守るか　定価2200＋税

2000年5月5日　初版第1刷発行

著　者　エレン・シュガーマン
訳　者　天笠啓祐／住谷由貴子／浜谷喜美子／粥川準二
発行者　高須次郎
発行所　株式会社 緑風出版
〒113-0033　東京都文京区本郷2-17-5　ツイン壱岐坂102
☎03-3812-9420　FAX 03-3812-7262　振替00100-9-30776
E-mail：RXV11533@nifty.ne.jp
http://www.netlaputa.ne.jp/~ryokufu/

装　幀　堀内朝彦
組　版　字 打 屋
印　刷　長野印刷商工／巣鴨美術印刷
用　紙　木郁紙業
製　本　トキワ製本所

E2500

Printed in Japan　ISBN4-8461-0005-7 C0054